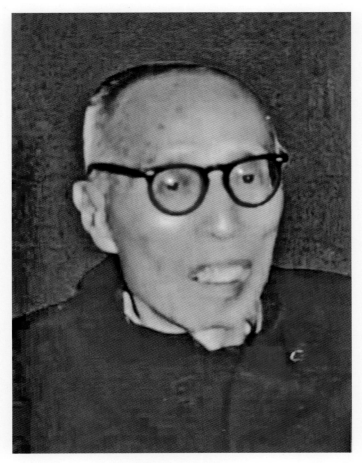

陈玉峰(1903—1988)

（1985 年 9 月于陈玉峰生日时拍摄）

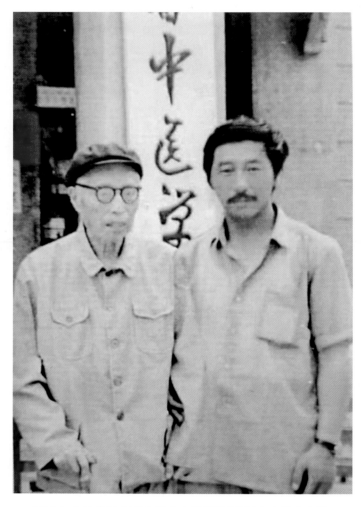

1983 年吉林省卫生厅在长春中医学院 (现长春中医药大学) 举行拜师仪式后,陈玉峰与其关门弟子王贵臣合影

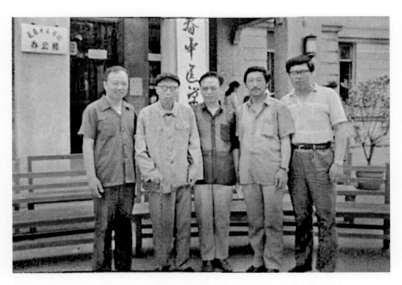

1983 年吉林省卫生厅在长春中医学院举行拜师仪式后
陈玉峰与同仁和弟子等合影

〔闫瑞增（左一），陈玉峰（左二），景柏舒（中），王贵臣（右二），陈受平（右一）〕

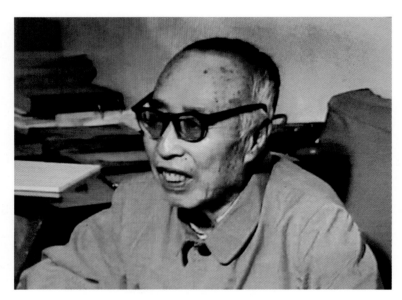

1984 年教师节陈玉峰接受采访

陈玉峰学术经验集

主 编 王 月 胡亚男

上海科学技术出版社

内 容 提 要

陈玉峰教授是吉林省著名中医,从事中医临床、教学工作60余载。陈玉峰教授一生致力于中医事业,通晓各家学说,对中医经典尤为重视。临床中他运用经典并创新经典,以量小剂轻著称,治疗效果显著,其学术思想与临床经验是中医界不可忽视的宝藏。

本书主要介绍了陈玉峰教授生平及其对中医理论与中医经典的阐发,此外还重点收录陈玉峰教授的经典医案和经典方药数十例,并整理出陈玉峰教授对中医学习方法及发展的论述。

本书系统总结了陈玉峰教授的学术思想和临床经验,可供中医临床工作者及中医院校师生参考阅读。

图书在版编目（ＣＩＰ）数据

陈玉峰学术经验集 / 王月，胡亚男主编. -- 上海：
上海科学技术出版社，2023.9
ISBN 978-7-5478-6302-2

Ⅰ．①陈… Ⅱ．①王… ②胡… Ⅲ．①中医临床—经
验—中国—现代 Ⅳ．①R249.7

中国国家版本馆CIP数据核字(2023)第152569号

陈玉峰学术经验集

主 编 王 月 胡亚男

上海世纪出版(集团)有限公司
上 海 科 学 技 术 出 版 社 出版、发行
(上海市闵行区号景路159弄A座9F-10F)
邮政编码 201101   www.sstp.cn
徐州绪权印刷有限公司 印刷
开本 889×1194 1/32 印张6.5 插页2
字数 140千字
2023年9月第1版 2023年9月第1次印刷
ISBN 978-7-5478-6302-2/R·2823
定价：68.00元

王贵臣序

陈老玉峰先生（1903—1988），祖籍山东省登州府宁海县。陈老从21岁开始行医，学业勤奋，学识渊博，读经通史，不仅精通医学，还兼通诸子，尤喜周易，并研究有素。在教学中，他明晰哲理，深入浅出，生动活泼，让人回味无穷；在临床中，他审缔精思，遣方用药，变化多端，灵活自如；在为人上，无论妍媸贵贱，他一律宽厚待人，医德高尚，医风朴素。

1962年，我考入长春中医学院（现长春中医药大学），大一时开设的400个学时的黄帝内经课程就是陈玉峰老师讲授的。陈老精通中医经典，熟知各家学说，老先生教我们黄帝内经的时候，让我们背诵的《黄帝内经》、汤头歌、中药四百味、《濒湖脉学》、《医宗金鉴》等，至今仍是中医学子们的必修课。

1968年我大学毕业，主动响应"六二六"指示，被分配到吉林省东丰县拉拉河公社卫生院当医生。1978年学校把我调回任教，将我分配到中医教研室，再次在陈玉峰老师的指导下，负责黄帝内经、中医诊断学、中医基础理论的教学工作。陈老严谨

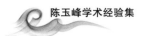

的工作态度,以及对中医学的钻研和热忱,都深深影响着我。

1983 年,吉林省卫生厅颁发文件,鼓励知名老中医带徒,阎瑞增、于沧江和我被陈玉峰老师收入门下,我也成为陈玉峰老师的关门弟子。每周六晚上,我们去陈老家,聆听陈老为我们讲解《黄帝内经》中五运六气以及《周易》等典籍。此外,陈老每周还在办公室对我们进行教学指导,他讲课的时候由我来写板书,阎瑞增负责记录,并且录音保存。

在本书的编撰过程中,我将陈玉峰老师在 20 世纪 80 年代写的中医临床辨证临证实践,以及陈老的手记、教学录音资料等统一委托王月、胡亚男整理出来,分享给后人。

中医药是中国传统文化中的瑰宝。作为中国文化的重要载体,我们充满自信,相信中医药一定能够长久地造福苍生百姓。

虽然陈老一生历经坎坷,但他依旧笑对人生。他培养的中医药人才遍及海内外,可谓一代名医。陈老的一生与中医学相伴,他钻研医术,治病救人,传承薪火,把自己的全部精力倾注在祖国的中医事业上。值此陈老诞辰 120 周年之际,为了缅怀先师的教诲,为了将陈老的临床经验一代一代地传下去,将本文送给我们的学生、校友,谨此告慰陈老的在天之灵。

癸卯年立春

仝小林序

陈老离开我们 35 年了，每当想起他老人家睿智、谦和、深邃的音容笑貌，敬仰、敬佩、敬重之情便油然而生。

陈老是我的启蒙老师，为我讲述《医宗金鉴》的运气要诀、杂病心法、伤寒心法，等等。我游学于吉林、安徽、江苏、北京和日本等地，见过不少大师，而陈老之中医功力，堪称绝世。如果把医术比作打篮球，那陈老当是乔丹。我很幸运，一开始学中医，就有名师指路。

我为什么向长春中医药大学提出为陈老塑像，在校史展览馆中开设陈老专栏，系统整理陈老遗著、遗论、遗方呢？主要基于三点考虑：一是寻根、立根。家有家谱，校有校史。长春中医药大学"家谱"的一世祖是谁呢？毫无悬念，是以陈玉峰为代表的创校元老集体。如果说万丈高楼平地起，那奠基石中最核心的一块，一定是陈老。二是立宗，立派。吉林是"白山黑水"中的白山（长白山）所在地，是清代皇族的发源地。清代，由御医群体撰写，集历代医学精华的《医宗金鉴》，是清代中医的教科书，尤以北方盛行，而北方又以吉林为最。陈玉峰、胡永盛、任继学、程绍恩等吉林名老中医，都熟背此书，并以此书为临证之根基，向上溯源中医经典、经史子集，向旁博及历代医家、医述，终成大家。长春中医药大学之宗，就是清代皇家医学；长春中医药大学之派，就是金鉴医派。三是传承、创新。陈老之临证，可谓炉火纯青、出神入化。虽四诊合参，但早已是望而知之。他阐释医理之深刻，辨证之精准，用方之老辣，用药之平淡，若不亲见其疗效，常难以置信。陈老出生在晚清，是最后一代纯正的中医。然而他从不排斥西医，自创的治肝病诸方、治静脉曲张方等，都是借鉴西医学的生理病理而悟出中医核心病机，再针对核心病机拟定出的辨病方。他博采包容、与时俱进，正是我们守中医之正、创医学之新的榜样。

在纪念陈玉峰老师 120 周年诞辰之际，谨以此文纪念他老人家。请陈老放心，您的后辈学子一定会踏着您的足迹，向中医学的高峰攀登，向您所没有实现的目标前进。

辛丑腊月十一写于长春

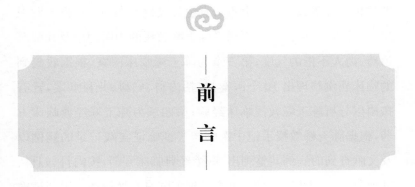

前言

　　陈玉峰教授生在白山黑水的吉林，于 20 世纪的风雨中长大，八十余载光阴，承载了他博极医源、普世济人的一生。陈玉峰教授出生在世代为农的家庭，却于 10 岁启蒙，20 岁悬壶，带着未散的泥土扎根临床，济世救人，以新芽长成凌云木，至知天命，又投身中医教学。细数后世大医，皆蒙其荫庇。

　　陈玉峰教授一生致力于中医的临床与教学，通晓各家学说，对中医经典尤为重视。因陈玉峰教授已仙去，其学术资料散在各个时期，有各种形式，若不整理成册，普通人难以了解其风华。时值陈玉峰教授诞辰 120 周年，根据王贵臣教授保存的陈玉峰教授生前临床实践笔记和讲座录音等，经为整理，撰为本书。

　　第一章为陈玉峰教授生平，包括求学经历、从医经历、医德医术，由陈老学生相传，于其中可窥见陈玉峰教授波澜壮阔的一生；第二章为陈玉峰对中医理论与中医经典的阐发，根据陈玉峰教授生前讲课录音整理，包括漫谈阴阳五行、讲授《黄帝内经》中的病机十九条、《素问·上古天真论》《灵枢·本神》《灵枢·营卫生会》等内容，由此可直观感受陈玉峰教授的中医理论及其师严道尊、诲人不倦的气度；第三章为陈玉峰临床医案，根据收集到的临床病例整理出10个医案，包括内科、妇科、儿科病案，皆有按语以分析陈玉峰教授临床经验；第四章为陈玉峰经典临床方药，根据陈玉峰教授手记中医临床辨证临证实践记录的病例以及文献查到的病例共整理出69个经典临床方药，按内科、妇科、其他分类，每方皆有评析，可帮助理解陈玉峰教授选方用药精准之大医风范；附录部分根据陈玉峰教授生前讲座录音，整理出其所肯定的中医学习方法。

本书第一章陈玉峰生平由张凌、徐晓红、史明忠、武文秀、安阳编写；第二章陈玉峰中医理论与中医经典阐发，第一节陈玉峰漫谈阴阳五行由胡亚男、王焱、闫微编写，第二节陈玉峰讲病机十九条由胡亚男、刘真如、闫微编写，第三节陈玉峰讲《素问·上古天真论》由高玲、史周莹编写，第四节陈玉峰讲《灵枢·本神》由徐方易、唐鑫编写，第五节陈玉峰讲《灵枢·营卫生会》由杨艳秋、唐鑫编写；第三章陈玉峰临床医案由崔为、刘媛媛、刘洋、邱冬梅、刘扬扬编写；第四章陈玉峰中医临床经典方药由王月、孙婉莹、张雪松、雒振琪、王铭晨、孙丹、赵莹编写；附录中陈玉峰教授谈中医学习方法及发展由高玲、张馨日编写。唐鑫、闫微除完成编写任务外，还承担了全书的编务工作。在此对支持编写工作的同仁及本书所引用文献的作者表示衷心感谢。

本书撰写过程中得到了全小林院士、王贵臣教授、冷向阳教授的指导与大力支持，以医理医案相参照，共同形成陈玉峰教授学术思想与临床经验的主题内容,不仅为怀念瞻仰,更意在陈老学术思想与临床经验可供现代中医学者参悟学习,也希望能指导热爱中医、热爱传统文化的同道。

　　大医精诚,陈玉峰教授在 20 世纪艰苦的条件中坚守中医的根基,"为天地立心,为生民立命",福泽后人。如今繁华盛世,中医的根基在于每位中医学者的传承,中医何去何从,更待我辈的发展与弘扬。

编者

2023 年 5 月

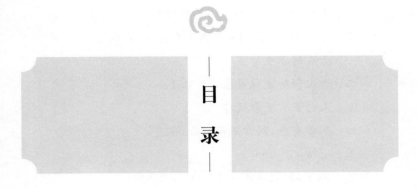

目　录

第一章
陈玉峰生平简介

一、出生及求学经历

　　1903 年 9 月 10 日,陈玉峰生于吉林省永吉县碾子沟屯。陈氏祖籍山东省登州府宁海县,历经五世,世代为农。陈氏1913 年进入碾子沟傅成业私塾念书 6 年,至 1918 年,再入永吉县二区南三家子屯王廷藩私塾读医书 3 年。1921 年,在永吉县二区尔什哈达屯李梦令中医诊所正式学医 3 年。

二、从医经历

　　陈氏在跟师李梦令学医 3 年后,1924 年 3 月取得吉林市省会警察厅颁发的行医许可证,于 1925 年迁移吉林市开设"仁寿中医诊所",正式行医。

　　陈氏早年诊所刚开张时,患者很少。当时有一位也叫陈玉峰的中医,颇有名气,有的患者慕彼陈玉峰之名而来,却找错了地方。结果服了此陈玉峰的药,竟病去霍然。不久,此陈玉峰的名声超过了彼陈玉峰。陈氏读书很多,诊脉时与知识精英谈经史子集,与平民百姓话柴米油盐,极为融洽。但他在与人相处中,总是留个心眼,从中希望能学习一些什么。他"偷医"的绝招是,仔细玩味别的医生给患者开的药方。许多患者也乐于把奇方异术交到陈氏手中。这种经验富集的过程,也正体现出陈氏追求孔子的"下学而上达"精神。

1933年至1935年间,陈氏曾在吉林私立国光医学校担任内科教员,教学期间编著《方剂学讲义》1册。1936年,吉林市成立中医研究会,陈氏被选为副会长。1941年,吉林省中医会成立,陈氏被选为会长,但1945年8月吉林省中医会解散。后来,陈氏来到长春市头道沟南广场和发兴药店坐堂诊疗。1948年9月长春解放后,陈氏回到吉林市船营街继续开设中医诊所。

1950年春,陈氏参加了吉林市医务人员政治训练班,经过6个月的学习,陈氏政治思想得到很大提高,"学习到了社会发展的规律,体会到只有劳动才能创造世界,人能在劳动生产创造中给广大人民谋福利,那才是人生最光荣的任务,不劳而食的寄生者是可耻的"。为了多学知识,更好地为广大人民服务,陈氏于1953年9月3日至1956年8月参加了吉林市中医联合诊所,任妇科主任。其间的1953年11月,陈氏考入吉林市中医进修学校,于1955年11月毕业。1956年起在吉林市中医学会担任主任委员。

1956年8月10日,陈氏接到省卫生厅的调令,奉令来到吉林省中医进修学校(长春中医药大学前身)担任教学工作。1956年他加入九三学社,是长春中医学院最早的民主党派成员之一,为长春中医学院九三学社的发展做出了贡献。

在长春中医学院任教师期间,先后任吉林省第五届、第六届政协委员,省中医协会理事。1978年首批被晋升为教授。

陈氏将其一生的全部精力奉献给了中医事业,呕心沥血,辛勤耕耘,为培养中医人才做出了贡献;他医德高尚,医术精湛,救死扶伤,治病救人在群众中享有盛誉,被长春中医学院授予"医林巨擘"荣誉称号。

三、医德医术

陈氏医道高明　陈氏主张用方用药不要猎奇,平凡之中方见功夫,常用药能治大病,要认证无误。1960 年左右,一患者,27 岁,眼突、眼胀、眼痛,夜不能寐。当地一家医院考虑为脑部占位性病变,去上海、北京亦未明确诊断,遂求治于陈氏。陈氏诊其脉,洪大虚数,问有滑精否? 患者说:有。诊为肝旺肾亏。肝开窍于目,瞳子为肾精所养,故从肝肾论治。以知柏地黄丸原方加夏枯草,患者竟一周获愈。陈氏说,夏枯草,冷则生,热则枯,善清肝热。肝热清则眼突即消,此热胀冷缩之理。又一患者,每于午后高热,最高 41℃,用青蒿鳖甲汤虽有效但不巩固。陈氏细诊其脉,虚大无力。辨证此为肾阳虚越,用附桂引火归原而愈。陈氏强调辨证准确,常效如桴鼓。

陈氏临证经验丰富　陈氏治顽固性头痛用王清任解毒活血汤加全蝎有特效;治肝硬化用大黄䗪虫丸、鳖甲煎丸最效,治癥瘕必去瘀血,软坚散结,前方较后方作用更强;治干血痨(闭经)用大黄䗪虫丸亦效;治无名高热,用达原饮,以其能搜伏膜原;不论肺咯血、胃吐血,花蕊石散恒效;用复脉汤加紫石英治心律失常;五子衍宗加紫石英能清宫中之热,治不孕症,以研末冲服效佳;治尿毒症呕吐、霍乱或黄疸吐苦水者,紫金锭作用最速,用时以生姜为引;急黄用瓜蒂散研末,少许抹于鼻中,少顷黄水流出,目黄、身黄尽退,但不可多用,多则水出不止,伤阴;胃脘痛,人消瘦,脉细数,为胃阳不振,六君子加附桂特效。陈氏强调临证血虚者补血必先补气,气旺才能生血;气虚者不必补血,血药多滞,有碍气生。

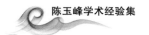

　　陈氏曾谈过学医要明大理,明理方能把握全局,选方用药方不致偏颇。譬如种子,必先调经。不孕有三:一寒二热三虚。就像种庄稼,种子再好,没有适宜的土壤不行。寒则涝,涝则种子不长;热则旱,旱则种子不生;虚则无营养,无营养则种子不壮,固种子必先调治土地。识此,不孕症治有何难! 寒则血凝,少腹逐瘀为第一方;热则肝旺,丹栀逍遥、七制香附为首选;虚则胞亏,四物、四君必用。再如中风后遗症,王清任责其半身无气,犹如载货之车,一侧轮胎陷入泥坑,不能抬陷入一侧,而要使两边保持平衡,再合力拉出。针灸时病在右而治左,病在左而治右,盖缘此理。

　　陈氏处方以药方精、药方小著称,他说:"人体都有抵御疾病的能力,不是用药压倒病,那得多少药? 药的作用在于引导或激发人体战胜病的能力。"

　　陈氏尽显大医风范　陈氏在 60 余年的中医教学和医疗工作中,精通中医经典,熟知各家学说,在中医理论方面造诣颇深,对《黄帝内经》的研究尤为突出。医疗辨证准确,用药精当,方小量轻,奏效迅捷;医风朴素,态度和蔼;精通古方,敢于创新。尤其可贵的是用常见之药,他治罕见疑难之病,以易得之品,疗难治之疾,深受患者欢迎。数十年来,陈氏以他深邃的学识、严谨的治学态度、丰富的临床经验和高超的医疗技术,备受省内外医界人士和患者的崇敬。经他治愈的患者不计其数,在他教诲下成长起来的医生遍布全省,正可谓"医名闻遐迩,教誉满吉长"。陈氏带高徒三名,分别是阎瑞增、于沧江、王贵臣,在中医领域都颇有建树,编著《陈玉峰临床经验选集》;1985 年研制"陈玉峰教授诊治黄疸、胁痛(肝炎)程序",在 1987 年长春市发明展览会上获三等奖;1986 年研制了"中华肝灵"。

第二章
陈玉峰中医理论与中医经典阐发

第一节　陈玉峰漫谈阴阳五行

一、阴阳五行的起源

阴阳五行学说，属于朴素唯物论，是哲学的一部分。哲学就是研究宇宙间万事原理原则之学。后世的科学也是建立在哲学的基础上发展而来的。阴阳五行学说属于古代哲学的一部分，是朴素的唯物论。远古时代，有一位医家伏羲氏，他眼观天下，俯察地理，远取诸物，近取诸身，勘察自然的现象，以比类取象而作河图，河图中包括阴阳五行的道理。阴阳是由伏羲氏画河图，发展到《易经》，又称为《周易》，由此对阴阳的解释更具体，阴阳的盈虚消长，寒暑往来变化，这是阴阳的起源。

五行来自《尚书》，《尚书》是古代书经。书经《洪范篇》指出："水曰润下，火曰炎上，木曰曲直，金曰从革，土爰稼穑。"在后世中医学术方面，临证、辨证、治疗时，都用阴阳学说作为理论基础。五行理论是朴素唯物论，根据郭沫若的《十批判书》可知，郭沫若认为阴阳五行是反迷信的，是科学的，创造出五行理论，是阴阳发展的大进步。中华医学会顾问——苏联的华格拉立克教

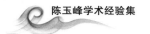

授认为,多个世纪以来,中医的临床经验证实了中医基本原理的正确性。阴阳五行理论,作为藏象相关学说的基本思想,经过深入研究证实,包含了正确的、进步的思想,完全符合辩证唯物论原理。中医学说不是空谈,而是把阴阳五行作为中医辨证理论基础,中医有唯物理论基础。

二、阴阳

(一) 自然阴阳气化的概义

我们讲阴阳范畴学,就是自然界阴阳的意义。谈到阴阳,通常离不开"气化"二字。阴阳是气化,阴阳有阴气、阳气。阴阳气化就是阴气、阳气和大气,能生育天地万物,是天地万物发生滋育的本源,万物发生、变化、滋育离不开自然界的阴阳气化。自然发展的变化具有两面性,阴阳都是对立的。比如说,天为阳,地为阴;日为阳,月为阴,以及水与火,寒与热,明与暗,昼与夜,动与静,快与慢等,这些概念都属于对立,同等于阴阳。

凡是自然界的植物和动物,皆依赖自然气化生存。《医宗金鉴》的五运六气第一篇就引用来知德《易经图解》中的一句话:"对待者数,流行者气,主宰者理。""对待者数"就是阴阳一对一待,有阴就有阳。简言之,有天就有地,有男就有女,是相对、对待的,其中"对待者"是不可更易的。"对待"的作用主要体现于"气化",意在解释气的作用。天地在气化中发挥的作用,是"流行者气","流行"指在大自然间流行。气化的进一步,万物的生长化收藏,归到"主宰者"中,主宰是自然界发展的规律。"理"是指阴阳气化的作用,自然界万事万物的发生发展都有规律。来知德这三句话,包括了后世对阴阳五行学说的总结。"对待者数"指出万物一对一待,不能孤立存在。换言之,事物不能没有矛盾，凡事都由对立到统一，事物才能发展。

《素问·阴阳应象大论》云："阴阳者，天地之道也，万物之纲纪，变化之父母，生杀之本始，神明之府也，治病必求于本。"这是阴阳的总纲。原文说："阴阳者，天地之道也。""道"即道理，是自然界宇宙发生变化的自然规律。阴阳就是天地阴阳气化，能发展万物。所以《易经》中"一阴一阳之谓道"，就是阴阳的气化。"道"生万物，解释为"天地之大德曰生"。天地对自然的作用是能生长万物。《内经知要》第一篇写"道生"，就是从"一阴一阳之谓道，天地之大德曰生"中总结而来。天地间阴阳气化，能生育万物，这就是"阴阳者，天地之道也"。

"万物之纲纪"，总者谓纲，散者谓纪。以捕鱼的网作比，拿提者为"纲"，散者为"纪"。纲纪使大自然生长万物，春温、夏热、秋凉、冬寒的季节持续不变，有一定的规律。总之，万物都无法脱离阴阳气化，它统于阴阳或本始于阴阳，所以说"天地之道也，万物之纲纪"。

"变化之父母"，天地是变化的父母，《素问·天元纪大论》曰："物生谓之化，物极谓之变。"《素问·六微旨大论》曰："夫物之生从于化，物之极由乎变。"万物都由阴阳二气化生。"化"一般表示变化，原文中解释为化生、化育。故而《中庸》云："赞天地之化育。"是指化承载天地，能化生万物。化和变是阴阳互根的关系，"物生谓之化，物极谓之变"。万物化生又渐渐衰老，产生变化，变化后再生，就是"物生谓之化"。例如自然界春生夏长，到秋收冬藏，花卉盛开到极点于是凋谢，盛开时是"化"，凋谢时是"变"，"变"后还能再盛开，这就是"物生谓之化，物极谓之变"，是自然发展的规律。"变化"二者互根，"不生不化，不化不生"。人有生幼壮老已之变化，人从出生、小儿，逐渐到幼年、壮年，再

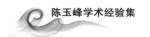

到老年,都是变化。自然界是天地阴阳的气化,人体也是阴阳气化形成,这就是"变化之父母"。

"生杀之本始"一句的主体是自然界。春夏秋冬都有阴阳,春生夏长,就是阳生,秋收冬藏,就是阴长。"阳杀阴藏,阳生阴长"是阴阳的规律。"生杀之本始"从自然界的层面讲,自然界有生杀的规律,春夏阳生阴长,春天中的晴天是阳,下雨是阴,春天的阴阳能够标志万物生长。到立秋以后,也有阴天晴天之分,晴天是阳,阴天是阴,但秋天的阴阳是"阳杀阴藏"。万物发展都与自然界阴阳的变化有关,这是自然界的规律,是"生杀之本始"。

"神明之府也",什么是神明?《素问·天元纪大论》说:"阴阳不测之谓神",指的是阴阳自然气化的发展变化不可预料,不以人的意识为转移。古谓之"变化不测谓之神,事物昭著谓之明","神明之府"的"神明"二字,表示自然气候的变化无法观测。"神"表示神秘、神妙,令人捉摸不透。自然界的变化不可预测,人可以改造自然,但是不能战胜自然。例如天上下冰雹,人不能控制,这是自然的规律。"事物昭著谓之明","明"就是大自然化生的物质展现在人眼前,供人使用。

《素问·六微旨大论》曰:"升降出入,无器不有""器者,生化之宇"。升降出入于自然界气候中表现为,地气上升,天气下降。在人体表现为,人有呼吸,呼出为阳,吸入为阴。"无器不有"的"器"是一个生化场所,物质必须凭借"器"才能生化出形。所以王冰说天地是广大万物生长的大器宇,人体是小器宇。故天地为万物之府库,"神明之府"的"府"就是府库的意思。这就是存化,存的物质都能到府中,在自然界发展变化,最后都在天地之间。

关于"神明之府"中"神明"的解释。刘向作《淮南子·泰族训》中说神明"其生物也,不见其所养而物长;其杀物也,不见其所丧而物亡"。以春天为例,肉眼无法观测到春天万物生长的微观过程,但能看到形体的由小到大,所以大自然的生长是不看其生看其长。等到秋天"不见其所杀而物亡",秋天也无法观测到万物消失,但能看到万物渐渐凋零,植物枯残,这是自然的规律。"神明"就是自然界的神明,所以说"神明之府也"。自然界万物的生长消亡,未来能够认识,但现阶段仍有认识不足之处。

"治病必求于本"在中医在治疗方面,必求本于阴阳气化。所以在疾病、病理的发展、变化、治疗上,我们根据脏腑虚实、阴阳偏盛而定。中医治病,要分虚实寒热,以此区分寒证热证。脉搏也分阳脉阴脉,寒热是阴阳,虚实也是阴阳,必须根据阴阳治疗,这就是"治病必求于本"。

《素问·阴阳应象大论》云:"故清阳为天,浊阴为地。"天为阳,其气轻清上浮,天垂象,就是天有日月星辰,列位星宿,肉眼可以看见。地为阴,重浊下沉者为地,地成形,山川河海地能载之,这就是"天垂象,地成形"。

《素问·阴阳应象大论》云:"地气上为云,天气下为雨,雨出地气,云出天气。"讲自然变化的规律,指出了万物生成的规律。"地气上为云,天气下为雨;雨出地气,云出天气",是指大地中水占比较大,雨出地气是指天之阳气蒸发地表的水,变成上升的云雾,所以地气上升为云。云到了天空,遇到冷气再凝结成水,点滴下而为雨,这是"雨出地气"。云雨就是天地二气升降产生的,所以地气上升,天气下降,云行雨施,形气相感而化生万物。如果自然界不下雨,万物就不能生长,一直下雨没有阳气,万物也不能生长,这就是自然阴阳升降的道理,天地交泰,阴阳谐和才能化生万物。自然界化生万物,下雨、蒸发后,进一步"阳化气,阴成形","阳"指天,"阴"指地。天为阳,天空有太阳的温暖之

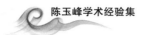

气,能温煦大地土壤,生长万物,这是"阳化气"。万物土中生,地得到天阳之气的温煦,温暖化生万物,所以说"地成形",有土地才能生出万物,万物不能没有"阳化气"。由此可以看出自然界阴阳气化、发生万物的过程。中医讲阴阳气化是有物质基础的,并非空谈。

《素问·阴阳应象大论》曰:"水火者,阴阳之征兆也。"进一步阐述阴阳的定义。水火是阴阳的形象,为有形的物质,在有形的物质之中,又包含无形之气化,中医的气化学就建立在这之上。水火中包含无形之气化,比如火为阳,水为阴,火气热,水气寒,产生寒热的气,火燃烧产生热气。水气是凉的,冰窖里面的水更凉。水气是凉气,火气是热气,气是物质,视之无形,触之有感。例如在天气寒冷的室外会觉得刺耳冻脸,天气温热在室外就觉得温暖,寒热无法看见,但可以感知,这是中医气化论的重要标志。气是无形的物质,水火是有形的物质,有形之中包括阴阳气化,也是寒热气化,一切事物都有气化功能,气化是无形的,又可以发挥一定的作用。这就是中医讲气化学的理论基础,寒气、热气是对物质来说,物质的阴阳用水火来区分。

(二)人体阴阳气血的作用

人体也分阴阳,《素问·阴阳应象大论》曰:"阴阳者,血气之男女也。"人体的阴阳包括四个方面,原文说,人体血为阴、气为阳,男为阳、女为阴。气血是人体主要的生理动力,如同大自然的阴阳气化,自然界没有阴阳二气,万物就不能化生,人体的阴阳是气和血,所以人不能没有气血。男为阳,女为阴,这是定位。以气血为例,气无形为阳,但有这类物质的动力。血有形为阴,血是有形之血,在人体内能滋养五脏六腑。无形之气在体内看不到,但具有生理功能,气就是脏腑的功能。

气血二者一阴一阳,有形之血的运行,必须依赖无形之气的温煦。《难经·二十二难》中说"气者煦之",气温煦血液,血才能流动。无形之气失去有形之血,就无所凭依,所以说"血者濡之",血在体内能滋濡脏腑,阳气有温煦作用,又依赖血的滋养,二者既对立又统一,互相滋濡,中医讲气血,互相离不开对方。气血也分阴阳,阳主动,阴主静,阳者卫气,阴者营血。古人对气血早有认识,《脉学》介绍得具体,《四言举要》主要阐释了气血的作用。《脉学》说:"气如橐籥,血如波澜,血脉气息,上下循环。"橐籥是以前铁匠炉用的风箱,冶炼的工具,现在作鼓风机讲,能通风透气,供给热量。无行之气在体内,好比冶炼的工具,能产生热量。血得气化的功能,就像流水在体内流动。人的脉搏就是血的流动,一起一伏,流动才有波浪、有脉搏。气属阳,产生功能,温煦血在体内产生波澜,"血脉气息,上下循环",二者结合,使血上下行走,内养五脏六腑,外濡筋骨血脉、肌肉。

大凡古人说"盖天地之道",无形寓于有形,有形者赋予无形。气本无形,与有形物质互相会意,必须要有气。《素问·五运行大论》阐述了气的作用,气是无形,天地是有形,古人说"地为人之下,太虚之中者也",地在人下,太虚在天地之间。地属土居中,黄帝问:"冯乎?"地在太虚之中,天覆地载是怎么办到的?岐伯答说:"大气举之也。"重点在"气",大气。天体和地体有形有象,但如果没有无形的大气,就不能发光,也没有阴阳气化。气和人都在自然界中,人体之气无形,但都离不开气。

天地之道,无形寓于有形,凡是天地之道,"无形者寓于有形,有形赋予无形",是有和无的问题。以气血为例,有形之血和无形之气互相为依,气化发挥作用,这是辩证法。无形寓于有形,"有无"在老子辩证法里又进一步,《道德经·第十一章》中

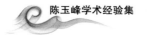

云："埏埴以为器，当其无，有器之用。""埴"就是泥土，用泥土烧一个器皿，以缸为例，中央预留的空隙可以装水，"无"的地方才能被使用。"凿户牖以为室，当其无，有室之用。""牖"是窗户。房子周围都是有形的物质，这是"户牖以为室"。当其无有室之用，正是中央有空间的地方才能住人。这个例子是义含辩证，"有之以为利，无之以为用"，自然就是无形寓于有形，有形赋予无形。盖房子时房中预留的空间，有空气，有阴阳气化，看不见，但一定存在。人体的气血也是这样，血有形，气无形，如果没有气，一切都不能运行，这就是"有之以为利，无之以为用"。在人体内，阴阳气血互相滋濡，互相为用。有形者以为利，无形者以为用，说明人体脏腑精血津液，都是有形的物质，必须依赖无形气化的温煦，才能发挥生理功能。所以《素问·阴阳应象大论》曰："阴在内阳之守也，阳在外阴之使也。"

　　血为阴，"血之精专者为营"，营是血中最精华的物质，谓之营血卫气，所以营行于脉中，能灌溉五脏、滋养六腑，而营守于内，是营血的作用，是"阴在内，阳之守也"。"气为阳，气之慓悍者为阳"，慓悍就是速度快的卫气，行于脉外，能温分肉、充肌肤、肥腠理、司开阖，卫气掌管汗出，天热时使人汗出，天冷时使玄府闭密不汗出，这是卫气司开阖的作用。这两句话可以用这样的比喻来解释：一个新兵大营的中军帐，主帅好比在内之营血，护卫好比在外之卫气。外面的护卫具有保护作用，必须有内在的主帅支持。如果没有外面的护卫，主帅也不能发挥作用。中医学说营血在内，滋养五脏六腑，必须有卫气在外保护体表不受邪气侵袭；反之卫气能保护体表，需要营血支援滋润，才能发挥作用。这二者就是互相滋濡，互相为用，也就是"阴在内阳之守也，阳在外阴之使也"。

《素问·生气通天论》曰："阴者，藏精而起亟也；阳者，卫外而为固也。"阴者，就是血在体内，有"而起亟也"的作用，"亟"，读作"极"或是"弃"，表示频，血液在体内循环不息的运行，就是"阴者，藏精而起亟也"。"阳者，卫外而为固也"，是指阳气在体外保护血液运行，使之不受外邪干忤，让气血协调。

《素问·金匮真言论》曰："外为阳，内为阴。"人之阴阳，体外属阳，内脏属阴，言人身之阴阳，"背为阳，腹为阴"。第一种说法是以经脉来讲，督脉起于长强，走行于脊背正中，由脊上行于脑，任脉起于中极，由腹部上行。阴阳是从督脉、任脉来讲，任脉主身前之阴，督脉主身后之阳。第二种说法是，人的脊背在上为阳，阴阳是两个对立项。言人身脏腑中的阴阳，"在脏者为阴，在腑者为阳"。五脏为阴，六腑为阳，作用不同。五脏主藏而不泻，六腑主泻而不藏。因为五脏藏精神气血，每个脏有脏气、有气血，不能随便排泄。而六腑中为水谷津液，水谷津液，有出汗，有排溺，有排便，排泄是六腑的问题，所以说六腑主泻而不藏。总的来说，五脏为阴，阴主静，所以"藏而不泻"，六腑为阳，阳主动，所以"泻而不藏"，一动一静，五脏六腑的功能不一样，就分出脏腑的阴阳。人体必须保持气血阴阳协调平衡，才能维持正常的生理功能、生理活动，如果阴阳偏盛，气血失调，就会发生病理变化。

（三）病理阴阳与自然气候的关系

《素问·生气通天论》曰："凡阴阳之要，阳密乃固……故阳强不能密，阴气乃绝，阴平阳秘，精神乃治，阴阳离决，精气乃绝。"是指人生理上必须保持阴阳平衡，阴阳就是气血，必须气血协调。"阳密乃固"，阳气正常，血也正常。"气主煦之，血主濡之"，气能温煦血液，血液能滋养气。如果阳强不能养，阳气过盛

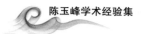

生病,阴气无所倚,阴气乃竭。气伤,血随之受损,所以治血先治气,"气为血之帅,血为气之母"。阳气流失,阴气也随之而绝,这就是"阳强不能密,阴气乃绝"。

"阴平阳秘,精神乃治"是指生理方面,气血和平,精神乃治,人就不生病;反之"阴阳离决,精气乃绝"。阴阳不协调,不是阳衰就是阴竭,不是阴竭就是阳衰。正是由于阴阳气血在体内协调平衡,互相滋生,互相为倚,才保持着正常的生理活动。如气血失调,就会出现阴阳偏盛的病理变化,凡是有病在体就是阴阳偏盛,由外邪干扰,或是内生七情,使人体气血不协调。所以《素问·阴阳应象大论》曰"阴胜则阳病,阳胜则阴病""阳胜则热,阴胜则寒"。

"阴胜则阳病"的"阴"当寒邪讲,体内寒邪胜,阳气则衰弱。阴胜则阳病,就是外感寒凉,无形阳气随之受伤。反之,"阳胜则阴病",有热有火,火热阳胜,阴血受伤,气血在体内等同于水火,气胜则火多,消耗水分;阴胜则水多,影响阳气。"阳胜则热,阴胜则寒",阳性病发热,阴性病寒凉,寒凉也称为阴象,阴病阳病可以在治法、用药方面区分。

《素问·调经论》又说:"阳虚则外寒,阴虚则内热,阳盛则外热,阴盛则内寒。""阳虚则外寒",阳虚就是卫气不足。在正常情况下,卫气可以护卫体表,肥腠理,司开阖。如果阳气虚,不能抵御外邪,就会觉得寒冷。卫气不能起到捍卫体表的作用,好比屋子有缺口,晚上会漏风。"阴虚则内热",阴虚就是血虚,水不足,水不足就显得发热。不是阳气过剩,是血少使气显得多,是为阴虚内热。阴虚发热体温不变,有时会两颧潮红。阳是气,阴是血,血虚就阴虚内热。"阳胜则外热,阴胜则内寒",例如感冒是热性病,正气实就发热、脉大,容易痊愈。如果是年长阴虚的人感受外邪，阳气不能抵抗，则不会发热。阳盛身体健壮，同时感受邪气，所以是外热。"阴胜则内寒"，就是人正气虚，受了寒邪，这就是冷，"寒"是指胃痛、腹痛、腹泻等虚寒的症状。这就是阴阳不协调、偏盛的一种病变。

《灵枢·论疾诊尺》曰："四时之变，寒暑之盛，重阴必阳，重阳必阴。故阴主寒，阳主热。故寒甚则热，热甚则寒。故曰寒生热，热生寒。此阴阳之变也。"自然气候的阴阳能影响人体，四时之变，寒暑之盛，春温夏热，秋凉冬寒，是四季的规律，是正常现象。异常现象有时不符合规律，但也不能违反大的规律。"四时之变，寒暑之盛，重阴必阳，重阳必阴"，是指天寒冷到极点，比如冬至三九天，冬至一阳生，直至立春回暖，这叫重阴必阳。阴胜必阳，阳胜必阴，伏天时，夏至一阴生，热到极点逐渐转凉。然后是处暑、立秋，再到立冬，热到极点逐渐变冷，寒冷到极点逐渐变热，这是秋冬之寒冬，变春夏之热，春夏之热，能变秋冬之寒，这就是四时寒暑之更，是自然规律，所以说"寒甚则热，热甚则寒"。人体的阴阳气血与自然气候变化、寒暑往来密切相关。人体阴阳偏盛，气血不协调，就会形成病理的变化。如"阴盛格阳"的临床症状，感受寒邪，寒邪入里，导致寒盛，格阳于外，脉大身热，但只有皮肤热，体内是寒，这就需要辨假象，里真寒，表假热。反之"阳盛格阴"，内里火盛，阴气无所倚而外离，身上四肢发凉，其实是里有真热，外有假寒，这是阴阳偏盛变化的道理。

抓主症辨别真寒假热。舌苔黑薄滑腻，小便清白，大便不腻，渴不爱饮，脉沉细也数，提示内脏有真寒，逼阳邪于外，这就是真寒假热，也叫阴极必阳。反之"阳盛格阴"，里有真火，将阴气格拒在外，出现四肢凉、脉细、舌苔干黄燥、口渴、大便秘结、小便黄等症状。中医辨证，必须根据脉象、舌质，人体阴阳的变化

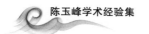

就是"阳盛必阴，阴盛必阳""重阳必阴，重阴必阳"。

人生存于自然气交之中，与自然气化息息相关，自然界有寒暑往来，人体病变也有真寒假热。因为人在气交之中，不能脱离自然大气，人与自然相统一，自然气化发生变化，能影响到人体阴阳。

《灵枢·五癃津液别》曰："天暑衣厚则腠理开，故汗出。"天热时多穿则会捂出汗。"天寒则腠理闭，气湿不行，水下留于膀胱，则为溺"，天冷不经常出汗，尿液则会变多。天有寒暑之变，能影响正常人的生理变化，天热汗多尿少，天冷汗少尿多，这是人体的阴阳和自然气化寒暑的关系。再例如，患者久病痰喘咳嗽，或是患有风湿性关节炎，每到寒冷季节或天要变冷的时候关节就会痛，这就是自然气化影响身体。所以《灵枢·岁露论》说："人与天地相参也，与日月相应也。"人与天地大自然的气化一体，与日月相应，日月是阴阳，阴虚阳长，人和它是相同的，不能违反治疗的气候和自然，这就是"人与天地相参也，与日月相应也"。

中医辨证治疗必须掌握季节，如果热天感受寒邪，像伤寒一样，常规治疗用温药，比如麻黄汤，但由于天气热，只能用一些发散解表的药物，这是结合自然气候治疗。冬天有火气，按照时节要减少使用大凉之药。摸寸关尺脉，或浮或沉，或数或迟，再通过望闻问切，分出寒热虚实，这样在诊察方面就没有过失，治疗上也没有差错。虚实寒热表现在脉象上，凡诊病时，须得四诊合参，所以《素问·阴阳别论》曰："谨熟阴阳，无与众谋。"治疗时掌握阴阳变化的道理，就没有疑惑。简单来说，"谨熟阴阳"就是要掌握阴证阳证、虚证实证的辨别。所以《素问·脉要精微论》曰："微妙在脉，不可不察""从阴阳始""从五行生""色合五行，脉合阴阳"。

《素问·阴阳别论》曰："所谓阴阳者,去者为阴,至者为阳,静者为阴,动者为阳,迟者为阴,数者为阳。"区分阴证阳证,望颜面的五种颜色,按五行相生相克判断疾病轻重。一般脉向上搏动是阳,向下回落就是阴,形成波动。迟者脉慢属阴,脉疾属阳,脉浮是表证,脉沉是里证,根据这个辨阴阳。古人说望闻问切,闻包括用耳朵闻他的呼吸微否,如有胃肠病,用鼻子嗅大便的气味,这都是闻。问,就是问病史。最后再切脉,切乃四诊之末,必须从切脉之中,品查脉或浮或沉,或洪或数,可以判断出阴证阳证。浮沉迟数是脉的纲领,二十七部脉中,必须要掌握这四部。浮脉主表,为阳;沉脉主里,为阴;迟脉属阴主寒;数脉属阳主热,表里阴阳就全了。洪数实大的脉属阳,是阳脉。迟细微涩,无力为阴。洪数实大的脉,属于热证、实证,治疗方面以清热泄实为主;有火脉大,清火泻实,有热泄火,大便实泻,都从脉象体现出来。迟细微涩是阴证、虚寒证,治疗必须以祛寒补虚为主。按照脉的迟数判断寒证热证,这是正常的诊断治疗法则,在切脉方面很重要。异常的病理变化除外,例如在炎热的天气患感冒,通常使用凉药,而不用大热药。如果是真脏寒证,出现吐泻、四肢厥凉等症状,要治以附子回阳救急汤,这是例外。冬天寒凉,则不用凉药,若症见大便秘结、口渴,必须用三承气汤泻下。有是证,用是药,这就是中医辨证治疗。总之,脉象的阴阳和疾病的阴阳,必须经过详细审查,通过望、闻、问、切,知道病在脏在腑,在表在里,属阴属阳,用阴阳偏盛的变化,相应治疗。寒者温之,热者清之,虚者补之,实者泻之,是治疗的法则。

(四) 药物的阴阳

药物有四气五味、升降浮沉等不同性能以及阴阳气味的区别。为医者不但要懂诊断治疗,还必须懂药的性味。四气是寒

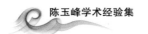

热温凉,五味是酸苦甘辛咸,可以用以区分阴阳。以四气为例说药物的阴阳,寒凉属阴,温热属阳。

温热属阳,热比温的力量大。以药物为例,附子热性,属纯阳;麻黄辛温,也属热性,相比之下,附子力量更大。热中有纯阳、有阳中之阴,用药方面,温、辛温、温热,都有出入。寒凉属阴,寒和凉又不同,比如黄连、黄芩、黄柏等凉药,属凉能清热。寒比凉的寒性更强,如大黄、芒硝、芦荟属寒,服后会腹泻。同为寒凉药属阴性的药,使用时应该注意区分。因为寒热温凉分为阴阳两方面,气化不同。味苦祛火,因其味为苦寒,凡是寒药都有泻下的功用。苦寒或是大寒的药物,服后都会腹泻。大黄苦寒,黄连味苦,无"寒"字。温热属阳,寒凉属阴,因为有轻重,衍生出四种不同的意思。

五味酸苦甘辛咸,也分阴阳,酸苦咸属阴,甘和辛属阳。《素问·阴阳应象大论》曰:"辛甘发散为阳,酸苦涌泄为阴。"比如麻黄、苏叶、薄荷属辛甘发散之药,有发汗的功效,属于阳性。酸苦咸涌泄,寒泄的药、涌吐药属阴。

《素问·至真要大论》曰:"淡味渗泄为阳。"茯苓、泽泻、通草都属淡味,服后能泄,泄是利水,也属阳。升浮者为阳,就是指辛甘发散的解表药。沉降者为阴,就是指苦寒的泄泻药,像大黄、芦荟一类,都是泻下之品。对于药物的阴阳,不仅要熟悉药理,分清寒热温凉,还要掌握临床治疗的法则。

药有"阳为气,阴为味"的药性。《素问·阴阳应象大论》曰:"阳为气,阴为味",药性中有阳性的药,阳性药为气,阴性药为味。辛甘发散的药为阳,阳为气,如白芷、细辛、冰片、麝香都是芳香类药物,看不到它的气,但芳香化浊,可以闻到味道,这就是"阳为气"。阴性主静,如黄连、芦荟、熊胆没有气味,以口尝才知味苦。这就是阴性、阳性的区别，阴为味，阳为气。药物气味有阴有阳，辛甘发散为阳，酸苦涌泄为阴，但是阴阳之中还有不同。苦寒的药为阴，辛甘的药为阳，这不能一概而论，其中有阴中之阳，有阳中之阴。

　　用药治疗方面，气味有阴有阳，《素问·阴阳应象大论》中云："味厚者为阴，薄为阴之阳……味厚则泄，薄则通。"例如"味厚者为阴"，指大黄、芦荟等是苦寒药，大黄、芦荟属阴，阴是纯阴，服用能泻，这是苦寒。"薄为阴之阳"，指木通、泽泻、车前子等是苦寒药，有利尿作用，这就是"薄则通"，能通利。同是寒凉的药，程度不一样，这是"阴中之阳"，所以说"味厚则泄，薄则通"。

　　对于气，《素问·阴阳应象大论》云："阳为气""气厚者为阳，薄为阳之阴……气薄则发泄，厚则发热。"例如，附子、肉桂是辛热的药，为纯阳药，服用后发热，这是"气厚者为阳"。"薄为阳之阴"，麻黄、苏叶、荆芥都是辛温的药，能解表，对比起来，麻黄、苏叶不如附子热性大，属于温性药，非热性药。所以"薄为阳之阴""气薄则发泄，厚则发热"。附子、肉桂纯阳味厚，服后发热。麻黄、苏叶、荆芥，也是辛温的药，但不如附子热性强，服后发汗，这就是"阳中之阴"。"阳中之阴，阴中之阳"是指药的阴阳，治疗疾病必须掌握这个理论。所以凡药物气味有厚有薄，"味厚者为阴"，大黄、芦荟，苦寒味厚，为纯阴之药，服用后泻下，这是"味厚则泄"。味"薄为阴之阳"，如木通、车前子，味缓而薄，能利水，是"薄则通"。"气厚者为阳"，如附子、肉桂，辛热，属于纯阳，有发热、温中的效果，这是"气厚则发热"。气"薄为阳之阴"，如麻黄、苏叶、薄荷，辛温气薄，才能发表出汗，这是"气薄则发泄"。所以在临证治疗时，运用药物气味阴阳的性能，调节人体内阴阳的不

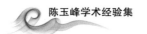

平衡,才能达到治疗的目的。体内阴阳偏盛,气化不协调,以药物的阴阳气化来调和体内阴阳,由对立不平衡而趋于平衡,病就能痊愈,这是中医用药的目的,也就是气化的关系。

三、五行

(一)五行的概念

天地阴阳之气化生出木、火、土、金、水五种物质,含有风、热、湿、燥、寒五种气化,五行之质聚于地,风、热、湿、燥、寒五气行于天。《素问·天元纪大论》云:"水火者,阴阳之征兆也;金木者,生成之终始也。"是五行于自然界中发挥的作用。阴阳就是水火,水火二气也是寒热二气,又称为阴阳气化,由阴阳气化,才能生出五行。春天属木,主春生夏长,秋天属金,主秋收冬藏,这是自然界中五行的气化作用,自然界的阴阳化生出五行五种物质为人们所用。正如《左传·襄公十五年》所说:"天生五行,民并用之,废一不可。"这就说明木、火、土、金、水五行,是人们日常生活不可缺少的重要物质。

(二)五行阴阳奇偶数的意义

五行阴阳奇偶数,奇念作"ji",意为奇偶数。这一篇讲阴阳五行学说,五行也分阴阳,每一篇都蕴含着阴阳的意义。《素问·阴阳离合论》云:"阴阳者,数之可十,推之可百,数之可千,推之可万,万之大不可胜数,然其要一也。"即不管数目多少、多大,千百万十,但本质都是"一",由一起始,由一到二,就是一阴一阳,所以说阴阳者数之可十,阴阳就是数。《素问·上古天真论》中有"法于阴阳,和于术数",指出阴阳是一个"数"。十百千之数,就是由十到百、到千的数,数中有阴阳。天地阴阳奇偶之数,就是一三五七九,单数为奇数,属阳、为天,二四六八十,双数为偶数，为阴、主地。一三五七九合在一起，是二十五数，二四六八十合在一起，是三十数，二十五合三十，是五十五，五十五就是天地之数。

中医讲数学，天地之数五十有五，大衍之数五十。阴阳有数，五行也有数。《三字经》曰："曰水火，木金土，此五行，本乎数"，这说明五行就是数学。阴阳数有一三五七九阳，二四六八十阴；五行也有数：水一，火二，木三，金四，土五。用图来说，阴阳、天地、水火、五行、五脏，都包括在内。古时有三皇，伏羲氏易河图，就是易图示象，用图象解释晦涩的道理，使人们明白。其中包括天地、阴阳、五行、五脏，红色代表阳数，黑色代表阴数，图中一六在下，就是"天一生水，地六成之"。

河图中载有："天一生水，地六成之，地二生火，天七成之，天三生木，地八成之。""天一生水，地六成之。"天一生水，水主肾，五脏里肾属水。因为万物初生，皆始于水，一般生物都是由水细胞构成的。人初生先聚于肾，肾属水。地六成之，一加土的五数，就是六。从方位来讲，在五行属水，方位属正北，在人体主肾，这是"天一生水，地六成之"。

"地二生火"，地属阴，所以其中蕴含两个阴。地二是阴数，加上阳数五为七。其在五行属火，在方位属正南，在脏属心。中医治疗心肾相交之病，让心去上焦，肾去下焦，这是"地二生火，天七成之"。

"天三生木，地八成之"，这是三个阳数，三加五是八数，方位居于左，五行属木，在脏属肝。

"地四生金，天九成之"，这是四个阴数，四加五数，就是九数，这是"天九成之"，在方位居右，在五行属金，在脏属肺。

"天五生土，地十成之"，天五生土，土数又是个五，二五合就

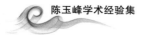
是十,这就是土居中央。

按照五行相生来说,天一生水,水生木,木生火,火生土,土生金,金生水,循环相生。成数必须以五数来成。天一生水必加土的五数是六,地二生火加土的五数是七,天三生木加土的五数是八,地四生金加土的五数是九,土的五数再加天五是十。因为北东南西,土居中央,对人五脏来说,肝居左、心居上、肾居下、肺主右、脾在中州。对自然来说,水火金木这四种物质,非土不生,无土不成,所以说土为万物之母,万物土中生。以人体五脏为例,脾胃为水谷之海,吸收津液,上贯心肺,下滋肝肾,这四个脏器没有中焦脾土的运化,就不能发挥作用。这就是脾土的重要性,所以李东垣重脾胃。所以古河图里把五行、五脏、阴阳都包含总结在内。

每一处都贯穿着阴阳五行学说,生成之数也是如此。天一生水者肾也,地二生火者心也,天三生木者肝也,地四生金者肺也,天五生土者脾也,这是数和五脏的关系。脾土对人体非常重要,所以生数须加五数乃能成。

(三)五行生克的规律

五行是古人在生活实践中最熟悉的五种物质,木火土金水之间有互相滋生、互相制约的关系。五行相生,木生火,火生土,土生金,金生水,水生木。五行相克,木克土,土克水,水克火,火克金,金克木。古人有钻木取火,火从木中取出,摩擦起火,这就是木生火。火怎样生土?古人认为,火燃烧产生灰尘烟烬,能变成土,这就是火生土。矿石藏在土地里,矿石属于金属,这是土生金。有关金生水有两个说法,第一个说法是凡金属的东西,都不吸收水分。第二个说法为离火之金能成水。将矿石放在火里,经烈火淬炼可成为铁水,所以说金生水。

总而言之，金不吸收水分，金生水；植物吸收水分才能生长，就是水生木。

关于五行相克，《素问·宝命全形论》曰："木得金而伐，火得水而灭，土得木而达，金得火而缺，水得土而绝。""木得金而伐"，木遇到金能疏调达，"伐"是砍伐的伐，就是金克木。"火得水而灭"，火遇水就熄灭，就是水克火。"土得木而达"，土郁用木疏通散开，就是木克土。"金得火而缺"，顽固的金属用火锻炼就能化开。

相克要有制约，不是只有相克，五行也有互相制约、互相滋生的意义。在中医中也是如此，五行木、火、土、金、水，对应五脏肝、心、脾、肺、肾。《素问·六微旨大论》曰："相火之下，水气承之；水位之下，土气承之；土位之下，风气承之；风位之下，金气承之；金位之下，火气承之；君火之下，阴精承之""亢则害，承乃制，制则生化"。

"相火之下，水气承之"是水火的问题，火胜必须有水克制，这就是制约。"水位之下"是土，为什么承之？比如说，"水位之下，土气承之"，承就是承袭。肾水克心火，但心之子为土，土能制水，肾水就不能过度克制心火，这就是"子复母仇"。所以说"火位之下，水气承之；风位之下，金气承之；金位之下，火气承之；君火之下，阴精承之"。"君火之下"，因为人身的火有君火、有相火。相火指肾阳、三焦、胆、命门。人体内之火多为相火发动，君火不妄动。"君火之下，阴精承之"的君火就是心火，阴精指肾水，阴是肾阴。中医治病说"心肾相交""心肾不交"。心火温热，热不能够持续燃烧，要有所继承，阴精是为肾水，心肾是君火下降，肾水不寒。水本性寒，水得君火温暖变成温水，这是心火下降而肾水不寒。反之，肾水上济而心火不热。五脏之间要

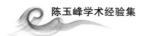

有制约,这就是心火下降而肾水不至于寒,肾水上升而心火不至于炎热,是水火既济,心肾相交。心肾发生偏盛,火盛水少,火性炎上,则人生病。反之,心火稀少,肾水居多,就会发生肾阴病或是水肿。

五行相生相克,能生就能克,二者之间又能互相制约。《素问·五藏生成》云:"心之合脉也""心主血脉""其主肾也"。心主血脉,要依靠肾来主持,因为肾属水,水能制火,主就是主持、制约。心主火,合于血脉,必须由肾来制约,否则会导致心火上炎。例如"肝合于筋也,其主肺也",有制约的力量在其中,使之不至于太过。《素问·五藏生成》曰:"肾之合骨也""其主脾也",土克水,这就是五脏相生相克的关系。

张景岳说:"火之炎盛,得水之克,而有既济之功。"水克火,但在适当的时候,二者之间不只有相克,还有既济。举个例子,烧得旺盛的煤炉,生火后加少量的水,水火既济,可使得火更旺。"金之顽钝,得火克,而成锻炼之器",顽属指一块金,就是一块顽石,用火能炼成器皿,金属被火克所以能生出器皿。"木之曲直,得金克,而成斧削之材",不成材的木头,木工将其修理成材,但必须金与之相克,所以说金克木。"土之广厚,得木之克,而有发生之化",土需要木疏散之力,才能发挥作用,才能种地,这是木克土。"水之泛滥,得土克而成堤障之用",水妄行必须用土筑成堤坝,防止水泛滥,除此之外,还能灌溉、加壅、填壑,这是土克水。万事万物不能没有相克,但又不能过度克制,都需要适当,这就是五行相克。

五行相生是由无到有,由小到大。春天种地长庄稼,到秋天必须割伐,相生具有生生不息之意,就像木生火、火生土,要有生机。所谓相克,就是"克其太过,制其浮盛之气,非是克己灭绝之意"。相克必须合适适当,不是克制到消失,比如金克木,目的是把木头做成有用之材,让它成材就要停止克制,否则一直克制下去就会失去作用。

治病也是这样,比如心火太盛要用凉药,凉药就是水克火,凉药治热,但是浮火下去后就要停止用药,不能克其太过。所谓相克就是"克其浮盛之气",就是发生偏气,病理层面是发生病气,这是生克的关系。

所以张景岳总结说:"盖造化之机,不可无生,不可无克。"自然界万物不可无生也不可无克,"无生则发育无由,无制则亢而为害"。首先要化生万物,化生万物后,还必须有克制关系,例如春天种的东西成熟,秋天就要收割,春天作物不生长,就发育无由,秋气不克生气亢而为害,就没有收获,所以说生克二者是"造化之气,不可无生,也不可无克""无生则发育无由,无制则亢而为害",是由对立趋于统一,此时是相克,尔时是相成,表面是相克,其实是相辅相成。中医阴阳学就是有阴就有阳,一对一待,有男有女,只有男没有女构不成世界,这就是阴阳协调,阴阳协调则万物滋生。

反过来独立的,有阴无阳,有男无女,就是"孤阴不生,独阳不长"。世间万物都是由这两面的对立属性最后趋至统一。五行生克的关系,首先就是化生、生长,生长到极点就要克制,不能使其无尽生长,但在克制中又要留下生机。治疗停滞的病邪,应该用药泻下,但要中病即止,过泻会伤元气,应该掌握分寸,这就是五行生克的规律。

(四)五行与五脏乘克治病的关系

《素问·玉机真藏论》云:"五脏受气于其所生,传之于其所胜,气舍于其所生,死于其所不胜。"五脏受气于其所生,"气"是

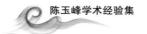

病气。以肝病为例,肝病通常是由心病传到肝,木生火,心为肝之子,心生病影响肝,这叫"受气于其所生"。心病如果"传之于其所胜",心病久传到肺,比如肺心病,因为心属火,必传其所胜,"所胜"就是我所胜的,按照生克关系,心所胜为肺,这是"传其所胜"。心衰弱,引起肝病,肝病日久传至肺。

"气舍于其所生",以肝病为例,肝病日久不只传肺,同时可以影响肾,如肝病日久转归为腹水,因为肾为肝之母,子病累母。"气舍"就是病气。"气舍于其所生"的"所生",就是肾水生肝木。

"死于其所不胜",以肝病为例,肝病最后传肺,就会死。因为肺属金,金克木,是生克的问题。"传其所胜",是肝病必传其脾,所胜指脾土,肝属木,脾属土,木克土,肝病后期多数伴有脾大。《金匮要略》说"见肝实脾",看到肝病必须实脾,所以逍遥散中有柴胡、当归、白芍等,加白术是因为它有健脾之功效,这就是见肝实脾。肝病的病根影响到肾,最后"死于其所不胜"。"不胜"指肺金,肝有病直接传到脾,脾胀大,传变至肾为水肿,最后气不足传变至肺,就会危及生命,比如肺心病的喘。

再以心病为例,心属火,病从脾土来,《素问·阴阳别论》有"二阳之病发心脾"。是指脾土阴阳失调导致心病,"二阳"是指阳明胃,脾胃都属于土,因为土是心之子,心属火,脾属土,心病是由脾土衰弱,不能滋生血液,心主血脉,所以脾胃运化不足会导致心气虚损,这是"二阳之病发心脾"。女子不月,是生病导致血少,月经不下。"传于其所胜",即心病日久,传到它所胜的肺,因为心属火,肺属金,火克金,传其所胜,所胜就是我克它,克我者为所不胜。好比两个人争斗,其中一个人胜了另外一个,是"所胜",不敌就是"所不胜",这是肺心病。同时,气舍于其所生,心病日久,影响肝脏,因为肝为心之母,子病累母,最后"死于其所不胜",肾发生病变。肺心病后期有水肿就是肾病,肾属水,心属火,水克火,死于其所不胜,心火所不胜是肾水,所以死于肾病。

中医学的五行五脏治疗,是古人从实践方面取得的规律。某个脏腑生病,不是孤立的一个脏器,还能影响到其他四脏,为什么治疗有直接和间接?肺气虚治以培土生金,这是"虚则补其母,实则泻其子"。肝火大,泻肝火不差,还可以泻心火。因为五行间都有直接关系,这就是中医的整体疗法。

(五) 五行与五脏相生制约

中医运用五行生克治疗,包括内因外因。《素问·天元纪大论》曰:"天有五行御五位,以生寒暑燥湿风,人有五脏化五气,以生喜怒思忧恐。"中医有气化学说,人和自然气候息息相关,不可相离。人在气交之中,离不开气化。

五行御五位就是木主东方,火主南方,金主西方,肾主北方,脾主中央。五行有寒、暑、燥、湿、风,五行御五位,五行之中有风、热、湿、燥、寒五气,就是天之阴阳。"人有五脏化五气,以生喜怒悲忧恐。"寒、暑、燥、湿、风是正常气候,气候太过则变作六淫之邪,这是外因,喜、怒、悲、忧、恐是内因。"天有阴阳风雨晦明,人有喜怒忧思悲恐惊"。中医的治疗必须内因外因相结合。《素问·阴阳应象大论》云:"东方生风,风生木……在体为筋,在脏为肝……在味为酸,在志为怒,怒伤肝,悲胜怒,风伤筋,燥胜风。"《素问·至真要大论》云:"风淫于内,治以辛凉,佐以苦甘。"这一段专指东方地域五行和自然的关系。

木属于东方,东方生风,风生木。因为木之气是风,春天木气盛,风气胜,这是木属于春。春属于风,风胜则动,春天风邪胜,风动万物才能发芽,风里含着升意。古人把木、火、土、金、水五种物质气化,按照取象比类,对应人体内五脏。肝象于木,心象于火,肺象于金,肾象于水,脾象于土。木、火、土、金、水不是孤立的几种物质。以肝为例,肝属木,木主风,肝在体主筋,肝所主的筋不是筋骨的筋,筋是力量。肝脏在五行属木,气属风,所以抽搐属肝风内动。在脏属肝,在味为酸,酸主肝,这是五味。七情,肝志怒。中医治以"怒伤肝,悲胜怒"。中医治疗并非看是病用是药,必须询问病情,分清内因和外因。以肝为例,肝志好怒,为将军之官,将军好武术、好发怒,所以肝志好怒,易肝火上炎。肝志怒,悲胜怒,为什么悲胜怒?在治疗七情病时不能只用药物,还要以气治气,以情治情,解除心理问题。例如人们生气,尤其过去妇女易发怒,哭出来怒气就消散了。悲能胜怒,这是金制木,因为肝志怒,肺志悲,这是以情治情。人总发怒,不能只用药物治疗,要给他做思想工作,好好调养。这就是内因为病,以情治情,怒伤肝,悲胜怒。

"风伤筋,燥胜风",风就是感受外邪,风伤筋的筋当肝来讲,感受风邪肝脏受伤。以春天为例,肝主春,感受风邪,春当令,肝脏先受,这是风伤筋。"燥胜风,燥属金",秋燥之气,金克木。"风伤筋,燥胜风"的燥指秋气、燥金,金克木。

风邪伤肝,《素问·至真要大论》中提出治法:"风淫于内,治以辛凉。"人感受风温病、温热病,治以辛凉,淫就是六淫之邪。正常的风可以养人,例如春风温和,能生万物。致病的邪风,叫作不正之风,让人感受风温。受了风邪,用辛凉的药,比如风温用银翘散,银翘散是辛凉解肌,就有辛凉二字。辛属肺,五行金味是辛,金克木,内含五行相克的道理,所以银翘散、桑菊饮,都是辛凉。"佐以苦甘",再加些清火的药,和甘药调和,苦甘中甘能缓,防止辛凉太过,作为佐使,用量不要太大。内因是怒伤肝,悲胜怒,以情治情。感受风邪,"风淫于内"生肝病,用辛凉的药,胜风就是用辛凉的药克制风邪。风寒暑湿燥火是六气正常的气候,六淫之邪是反常的气候,六淫之邪也是风寒暑湿燥火,是不正之风,这就是淫邪为病。比如夏季刮热风,这是好气象,如"南风之薰兮,可以解吾民之愠",夏天吹热风是正常现象,如果夏季吹清凉的西北风,人就会受病,这就是六淫之邪。

"南方生热,热生火……在体为脉,心主血脉,在脏为心,心属火,在味为苦"。火属苦,人口中发苦就是内有火邪,因为火在味为苦,用火炒菜,炒糊了味道就会焦苦。"在志为喜,喜伤心,恐胜喜,热伤气,寒胜热,热淫于内,治以咸寒,佐以苦甘。"这是五脏之心脏。"南方生热",火属南方主热,热是有形的物质,中医气化就体现在这里,怎么能看见热?观察人体汗出。气化无形,水火有形,尽管风、寒、暑、湿、燥、火视之无形,但触之有感,这就是气化,中医用药气化学从其中体现,必须有无形之气的分散。

自然界夏季天热生火,七情在志为喜,喜伤心,恐胜喜。笑要把握度,喜笑无常则伤心气,比如两个人较力,要是让他发笑力量就会变小,笑使心气涣散,心气涣散就没有力量,所以不能过喜。以喜伤心为例,恐胜喜,过喜就是兴奋。介绍一个病例,明代有一个举子,十年寒窗苦读上京考上进士,就是县长,举子控制不住地笑,官差知道他生了病,就请先生医治,先生了解到他是因为中举控制不住喜笑后,就告诉举子他得了绝症,如果一个月不能回到家中,父母就再也见不到他,他听后悚然大惊,因为先生很有名气,他急忙收拾东西回去,等到了家中,他的病就好了。先生之前给他同乡大夫写了一封信,要他到家乡后把信交给大夫,原来先生在信中写出举子只是过喜伤心,没有得重

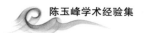

病，我只是吓他。举子去问先生，先生说你过喜伤心，只有吓你才能治好你的病，他才恍然大悟，这就是恐胜喜。肾之志为恐，心之志为喜，水克火。以前中医十三科有祝由科，祝由科专讲"说病"，不用药医治，就比如刚刚的恐胜喜，是心理疾病，这是内因，以情治情，是精神治疗。

热伤气，寒胜热，热伤气，气就是人体正气。人感受热性病，伤了人体的阳气。必须用寒凉的药，因为寒属水，热属火，水能克火。"热淫于内，治以咸寒，佐以苦甘。"是指遇到热病，热是内脏有火热，要用寒凉的药。咸寒的药泻火，比如大黄、芒硝，因为水克火，以寒胜热，是五行生克的关系，寒热矛盾对立，让阴阳协调统一，热气由偏盛趋于平衡，中医用药必须掌握分寸，不能无谓地用大量凉药，要视热势而定，这就是"热淫于内，治以咸寒"。热病要用寒药，佐以苦甘，比如甘草，寒凉要用药缓解，使之不伤正气，中医用药分君臣佐使，君是咸寒的药，再以甘味调和佐使，既能够治病，又不伤正气。

"中央生湿，湿生土……在脏为脾，在味为甘，在志为思，思伤脾，怒胜思，湿伤肉，风胜湿，甘伤肉，酸胜肝"，《素问·至真要大论》曰："湿淫于内，治以苦热，佐以酸淡。"中央就是脾，木主春，火主夏，脾主长夏，夏至后是暑伏，这就是长夏。春生夏长，春天万物生长，必须到长夏暑伏以后，湿气胜，土主湿，所以庄稼长得非常快。例如入伏后，外面晒干的衣服，拿到室内就变得潮湿，因为向上返湿气，暑天墙根也泛潮气，因为土的本气在此时正旺。所以暑天生病，病发呕吐腹泻，治以利水，要用六一散、三仁汤等方剂清热利湿，不能用大凉的药。所以说"中央生湿，湿生土"。冬天人们饮食不规律，但不经常吐泻，这是由于气候的关系，所以中医治疗必须和自然气候相结合，这就是气化论的特点。

脾，在味为甘，甘就是甜。脾志思，思伤脾，怒胜思，忧思不解，使其人发怒，疾病就会痊愈。举个徐灵胎的病例，一个二十几岁的富家姑娘，丈夫赶考没有音信，不想回家，姑娘经常思念他，总生气郁闷，不喜言语，茶饭不思，日渐消瘦。家中人请来徐灵胎，讲述其夫赴京赶考，几年未归，姑娘时常忧思，徐灵胎问过病情，对姑娘说，你没有生病，是想念你的丈夫了，没有出息。姑娘听后非常生气，大闹了一番。徐灵胎出来后对姑娘的父母解释，姑娘得了相思病，今天闹过，睡两日后，疾病就能痊愈。姑娘蒙头大睡两日，醒后精神有所恢复，她母亲告诉她，她丈夫来信说定了归期，姑娘的病就真的痊愈了，这是怒胜思，以情治情。徐灵胎喜欢看菊花，他喜欢为家中有花的人瞧病，先看花，再治病，就是这样一位奇人。

"湿伤肉，风胜湿"，肉当脾讲。湿伤肉，是因为脾主肌肉，出伏天后湿温侵犯人体。"风胜湿"是指治疗必须用风药，风能胜湿。比如人淋雨后受了潮湿之气，出现身重无力、体倦头重的症状，要用祛风的药治疗，名为羌活胜湿汤，而非以三仁汤利水。例如在屋外晾晒湿衣服，有风吹则干得更快，因为风能燥湿。古人遇到湿温病伤脾土，必须用祛风散湿之药，如独活、川羌、茯苓、薏苡仁等，这就是风胜湿，比如羌活胜湿汤能祛湿解表利水。

"甘伤肉，酸胜甘"，"甘伤肉"的"肉"当脾胃来讲，"甘"当肥甘来讲。过食肥美油腻的肉食损伤脾胃，就是甘伤肉。治疗时用酸味，因为酸胜甘。以前小孩消化不良，食用肥肉就会腹泻腹胀，服用山楂丸后就可以痊愈。因为山楂擅长消肉积，牛肉不易炖烂，放山楂就更好煮烂，这是"酸胜甘"。外因是感受湿

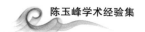

邪,治疗用散风祛湿法,用酸味是以气治气,以药的气味升发,所以《素问·至真要大论》曰:"湿淫于内,治以苦热,佐以酸淡。"湿淫,感受风湿之邪,治疗以苦热之药,苦能燥湿,热能清火,佐以酸淡,酸能收敛,淡能利水。例如三仁汤既能利水,又能健脾。

古人治疗湿邪侵犯人体,用散风的药,湿邪内郁用甘酸,有湿气侵到脾土用何药?用甘热的药,佐以酸淡,淡药利水,湿气侵体,一个解表,一个利湿利水,佐以酸淡。

西方生燥,燥是金之气,为什么秋天是燥金之气?"西方生燥,燥生金……在体为皮毛,在脏为肺,在味为辛,在志为悲,悲忧伤肺,喜胜忧,辛伤皮毛,苦胜辛",《素问·至真要大论》云:"燥淫于内,治以苦温,佐以甘辛。"这一段常用来指导临床治疗。中医气化学认为,春天风盛主肝,夏天火盛主心,长夏主湿主脾,好吐泻、得胃肠病,秋天燥盛,秋燥分两种,燥气有温燥有寒燥。暑天到立秋以前,一般属温燥,秋分以后属于寒燥。秋天燥金,肺受病,有云"旱万物者末乎燥",秋天燥金能肃杀万物。肺主肃降,"肃"是严肃,对万物有肃杀之性,到秋天燥气当值,脑病、肺病的患者在秋天增多,燥伤津液,暑天比夏天气温更高,秋天干燥,立秋以后、到秋分,洼地干涸。王勃《滕王阁序》说:"时维九月,序属三秋,潦水尽而寒潭清,烟光凝而暮山紫。"是指秋天洼地干涸,这是因为燥气胜,燥气专能伤肺气,肺属燥金,在体为皮毛,"肺主皮毛,在味为辛,在志为悲",唯有肺金,五味木味酸,火味苦,土味甜甘,水味咸,唯有金是辛。一般情况下,肺主气,辛能通肺气,对辣味敏感,肺受辛气就会咳嗽。肺气通于鼻,这是肺与鼻的关系。"肺志悲,悲伤肺,悲忧伤肺,喜胜忧",人太过悲伤则伤肺,肺伤气不足,因为肺气是悲,过度悲伤会导致休克,肺气急、气不足。悲忧伤肺以喜胜忧，讲好事、喜事，悲忧伤肺，喜胜忧，这都是情志问题。

"辛伤皮毛，苦胜心"，"辛伤皮毛"是指秋天燥气伤人，肺主皮毛，秋天患感冒，是燥气伤肺，燥气伤肺不似春天感冒，发燥热，燥伤津液，所以有时无汗。其余症状还有干咳、发热，干咳少痰，一般是燥伤肺。"苦胜辛"，秋天燥伤肺用苦药，苦药就是寒凉药。苦胜燥，燥属热，寒药能解燥气，但不能过苦。"佐以甘辛"是因为辛通于肺，同气相求。以甘缓之、以辛散之，秋天燥邪伤肺，喻嘉言有清燥救肺汤，主治秋燥发热、干咳少痰，清燥救肺汤既能润肺，也能养阴。

"北方生寒，寒生水……在体主骨，在脏为肾，在味为咸，在志为恐，恐伤肾，思胜恐，寒伤血，热胜寒。"《素问・至真要大论》有"寒淫于内，治以甘热，佐以苦辛"，这是指肾脏。"北方生寒"，北方主水，肾主水，寒生水。"在体主骨，在脏主肾"，心主脉，肝主筋，脾主肌肉，肺主皮毛，肾主骨，这是五体。肾在时主冬，在体为骨，在脏为肾，在味为咸。古人饮用水是淡水，但喜食海鲜，海水属咸，故水属咸味。在志为恐，临床肾气虚的患者，常常受惊，心悸失眠，肾阴、肾阳不足，因为肾藏志，所以肾气虚总会恐惧。"恐伤肾，思胜恐。"男人在害怕、受惊以后，加之肾虚，常常头晕眼花，遗精不止，治疗以"思胜恐"，调整情绪。男子肾虚，功能失调，时常害怕疾病不能痊愈，此时医生悉心劝导，告诉他疾病并不严重，他心情就畅快了。

如果不是十分严重的疾病，患者情绪平稳，心情良好，疾病就容易痊愈，反之，简单的疾病，如果患者心中担忧，情绪激动，病必加重，所以医生必须"胆大心细"，敢于告诉患者他的疾病容易痊愈，然后处方时用心细心，不能吓唬患者让其产生恐惧心理。例如有的医生在诊治一个轻症患者时，为了赚钱就夸大病情，说疾病很重，需要服药，如果疾病痊愈，就会得到患者、家属的感激，如果疾病不能痊愈，也可以以重病难治为托词，这就是社会职责了。有的医生看过病后，神态自然不在乎；有的医生看过病后先变了脸色，患者本就肾脏虚弱，精神恐惧，医生在治疗时需要给患者壮胆，安抚他的情绪，这属于精神方面的治疗。中医讲究在精神、物质、气候等多方面结合治疗。

"寒伤血，热胜寒"，寒就是冬天，冬天寒胜伤人的血液，治疗要用热药，"热胜寒"，例如小孩冬天在室外手冻得鼓起来，回家温暖以后就恢复了。因为小孩血纯，遇见寒气就会鼓起来，这是寒伤血，"形伤肿"。以热药治疗，这是"热胜寒"。

"寒淫于内，治以甘热，佐以苦辛"，冬天感受六淫邪气，寒邪侵袭人体，治以甘热，就是辛甘的热药，比如麻黄汤，使其发汗解表。"佐以苦辛"是指在使用麻黄汤、桂枝汤时，佐以苦辛的药，苦药多是凉药，可防止发散太过。

（六）五行学说的临床运用

中医应用五行生克治疗，有一定的实践经验。感受寒病就应该用热药，使水火相对抗。感受热病，必须要用寒药，古人按照五行生克制约的规律治疗疾病。人生病影响正气，阴阳不平衡，病邪侵犯人体，使人正常的生理功能发生变化。风邪入体阳气盛，阳气盛则灼伤津液，会产生发热、口渴等症状，这就是"阳胜则阴病"，治以辛凉退热，让阳气由亢盛而到平衡，这就是生克的规律。所谓克，就是用药的气味克太过的邪气，以气治气，而不是克正常的气。

例如一些患者服药后问："药吃进肠道，能够治头上的病吗？"这时候可以解释给他听："举个很简单的例子，酒喝到胃中就会脸红,可见气化无处不在,药的气化比酒还强,所以能到头上发挥作用!"中医无一不讲气化,用药也讲气化,草根树皮就是气味,"阳为气,阴为味",气和味绝不同。气味能发散解表、能泻下。人的机体具有整体性,所以我们用药是用药的气味,制偏亢的病邪,恢复正气,这是治疗方面的作用。中医运用五行是有道理的,并非随便使用,而是从临床实践中总结出来的。

以上是五脏五行治疗的关系,在临证治疗上,中医运用阴阳五行学说,使病体的阴阳恢复平衡,这就是治疗的目的。治疗有两方面,一方面是内因,另一方面是外因,内因是喜、怒、忧、思、悲、恐、惊,或是饮食过度,外因是六淫之邪,风、寒、暑、湿、燥、火。内外因治疗不同,同时治疗关键中都蕴含着相互克制、制约的道理。所以《素问·至真要大论》指出了治疗总则"治诸胜复",在治疗方面,让过胜的邪气恢复正常。古人概括总结出"寒者热之,热者寒之"的治疗方法。生了寒病须用热药,是"寒者热之"。反之,生了热病须用凉药,是"热者寒之"。

"温者清之,清者温之","温"就是热性病,不是大凉大热,寒和凉,温和热,是不一样的。热是大热病,温热病是稍微感受温病,内有火邪,但不甚热,"温者清之",用清解药来治,热和温程度不同,要掌握分寸。寒和凉也不同,寒病是寒胜,凉病是轻微的寒证,所以症状轻的温热病用清凉药,症状轻的寒凉病不能重用附子、肉桂等温散药,这是"清者温之,温者清之"。

"散者收之,抑者散之","散"就是气脱、阳脱,亡阳汗出不止。治疗用收敛的药,比如生脉饮,其组成有人参、麦冬、五味子。酸能收涩,人参能扶正气。"抑者散之","抑"是抑郁的"抑",郁阻的意思,例如气郁、食郁,治疗要用消散的药。"燥者

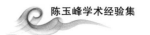

濡之，急者缓之"是指燥性病要用润药，例如秋燥病，干燥、口干口渴，必须用生津液的药，比如润肠丸。大便燥结，有的伤寒热病燥结用下药，一般大便燥结需用润肠的药，用泻药就不行，这是"燥者濡之"。

"急者缓之"，就是急病要使其缓和，比如说胃痛、胃痉挛痛得厉害，食入即吐，应该先止痛，缓解一下，这是"急者缓之"。这不是治疗原则，但急则治其标，比如感冒发热恶寒，要先发汗，不能让体温太高。过去有患者大出血，比如子宫出血、吐血，按照病因应该用犀角地黄汤，但首先应该想办法止血，这是堵截法，不是治疗原则，但必须先缓解患者最急迫的症状，缓解再治其本。古时候常有霍乱证吐泻，等熬好汤药患者已经脱水而死，所以在用药前先用针灸缓解。

"坚者软之"，坚就是腹有坚硬的积块，就要用软坚的药，例如肝硬化脾大，要用软坚的药。"坚者软之，脆者坚之"是对立的，脆是指患者无力，中医有五软证，这就是"脆者"。"五软"就是小孩五六岁不会走，头囟塌，骨软无力，治疗用坚筋壮骨的药，如六味地黄汤加龟甲、牡蛎、黄芪等。脆弱病因是先天不足，或感冒后伤阴伤阳，导致机体脆弱。

"衰者补之"，是指病虚弱者用大补之品。"强者泻之"，强是实证，身体强健的人患了实证，就要攻泻。"各安其气，必清必静，则病气衰去，归其所宗。"这是治疗最终达到的效果。

综上所述，中医治疗用药必须针对矛盾，用药的气味让矛盾统一，或者开导患者，使其情绪平稳，使病邪由偏盛到平衡，这就是中医阴阳五行学说在治疗方面的应用。阴阳五行学说重点是"气化"二字，五行木、火、土、金、水，有风、热、湿、燥、寒的气化，阴阳的物质有水火，寒热虚实变化都在其中。

第二节　陈玉峰讲病机十九条

病机十九条是《素问·至真要大论》的重要原文，《至真要大论》是《黄帝内经》中至关重要的一篇，这十九条概括了一般疾病的规律，让我们对疾病有一个准确的印象，其中包括五脏病机、上下病机、六气病机三个部分。但这十九条只是提纲挈领的概念，不能涵盖全部疾病。

一、谨守病机，无失气宜

"病机"二字很重要，单讲"机"，有机动、机转、灵活、机密、机要等多重含义，病机在中医理论中指疾病由初起发展到最后病愈整体过程的机转变化。以感冒伤寒为例，初得太阳病，有沿太阳、阳明、少阳再到三阴的循经相传，还有越经和直中，这几种传变的病机就不同。有的疾病显现出热证，但变为寒证，有的疾病显现出寒证，但变为热证，这种变化与人的体质相关，人体质强壮，遇寒邪则从阳化热；人体质衰弱，纵然是热邪，往往也变化为虚寒证，这是从阴化寒。总的来说，疾病传变离不开人体内的气血阴阳，其所产生的病理发展变化，就是病机。病势千变万化，要掌握好病机。"走马看伤寒，回头望痘疹"是指伤寒、麻疹等疾病传变速度很快，例如小孩麻疹出得很好，但如果受风就会立刻传变，这就是病机。病机就是病理机转变化的过程，病理发展错综变化，医务工作者必须紧密掌握病机，所以《素问·至真要大论》曰："谨守病机，无失气宜。"

在治疗方面，必须严格谨守病理机转变化，"无失气宜"，不

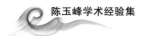

要失掉治疗的机会,抓住治疗的时机,就是机动灵活。例如感冒,看似外感,恶寒发热,医生当机立断,及时解表出汗;如果阳明热结,出现大便秘结、口干、脉大的症状,就要攻下,用大承气汤、凉膈散,这就是抓住病机,不要因循误事。大实大热的疾病需要急则猛攻,不可姑息,攻下的量要大;大虚大弱的疾病需要量大急补,用药准确,不能迁延病机。慢性病可予稳妥用药,急重病理当量大,这是见真胆雄能夺病,掌握病机。所以原文说:"谨守病机,无失气宜,此之谓也",掌握病理机转变化,在治疗上灵活运用,不要因循固守,迁延病机。

二、五脏病机

李念莪的《内经知要》比一般注解简明扼要,说得透彻,所以我们参考他的版本。

(一)诸风掉眩,皆属于肝

"诸风掉眩,皆属于肝"。掉是振掉,指手摄握无力、动摇,眩指眩晕,疾病症状是眩晕、麻木、摄握无力、动摇,走路蹒跚,中医属于中风证。五脏病机肝、心、脾、肺、肾,重点包含五行、六气,病有内因、外因。风气通于肝,肝属木,木主风,风为百病之长,风者善行而数变,风病变化多端,所以掉眩属于风病,震颤、无力、头晕,大多由肝脏而来,属于肝风内动,并非外来邪风。肝属木,在志为怒,人生气上火,则肝气盛,肝藏血,肝气盛则血热上行,肝窍开于目,所以产生头晕眼花的症状,这类病是肝阳上亢,脉弦滑或弦数,因为肝属木,木能生火,所以有热,风火上升就会眩晕。这条是指无外感风邪,是肝风内动,治疗方面以清热平肝、息风镇痉为主,譬如天麻钩藤饮,组成为天麻、钩藤、生石决明、生白芍、龟甲、黄柏、柴胡、菊花,血压高加降压药,如牛膝、地龙、芜蔚子、草决明、代赭石等镇痉药。

（二）诸寒收引，皆属于肾

"诸寒收引，皆属于肾"。"收引"有牵引之意，牵引作痛。什么症状呢？通常是肝肾病变，有些人腹痛或小腹痛不能直腰，或是肚子痛牵扯外阴疼痛，一般为疝气，收引就是指这两个病。皆属于肾包括肝，五行中肾属水，水气属寒，所以牵引作痛多为肾阳虚，不能温煦。同时肝脉环绕阴器，所以疝气少腹牵引作痛，称为肾寒。正因肾主水属寒，所以肾阳衰，则寒气盛，寒气盛则气血凝滞，气血凝滞则筋脉不通，而导致牵引作痛。寒则拘挛、抽搐，治疗选用川楝子散，也叫作金铃子散，由川楝子、小茴香、延胡索等药物组成，此病既属于肾，也不能离肝，因为乙癸同源，肾为肝之母，肾脏病变可以影响肝脏，肝脏病变也可以影响肾，这是母病及子、子病累母。"皆属于肾"指肾阳衰，寒气盛，气血凝滞，肝主筋，肝脉布于两胁，环绕阴器，牵引少腹痛。肾寒指下焦寒冷，如吴茱萸汤、金铃子散、寒疝导气汤都可以使用，都含有川楝子、延胡索、小茴香、吴茱萸、木香等药物。"诸寒收引"还有一个典型的症状，喝水后，水结下焦，导致小腹牵扯疼痛，腰部不能伸展，四肢凉，严重者牵扯外阴部痛，病属阴寒，治疗用回阳救急汤，以麝香、葱熨肚脐，这类疾病主症是抽搐，呼吸困难，主要属肝肾之病。

（三）诸气膹郁，皆属于肺

"诸气膹郁，皆属于肺"。膹就是肺胀，肿、喘，胸高气满，肺热或肺胀，单讲"膹"是肿、少气、喘，都属于肺，肺病要分虚实，以喘证为例，小儿素体肺热，感受外邪，胸高气满，由内热外感引发喘，属于实证，治疗用泻白散、桑杏汤等。

诸气是因为肺主诸脏之气，五脏之气聚于肺，所以元气根于

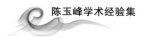

肾而藏于肺，十二经脉的运行由肺开始。肺为五脏之华盖，与大自然大气相通，所以说肺主诸脏之气。如果肺热或感冒，肺主皮毛先受邪，所以通常咳喘。初起的咳嗽、喘易治，肺热用清热之法，表证须解表清肺，气郁则泻肺气。喘证以实证居多，亦有虚喘，实喘脉洪数有力，虚喘脉细弱无力，或心跳出汗，一般是肺气虚弱，虚喘也属肺，包括心脏，呼吸循环发生障碍，在治疗方面重点是生脉饮加味，人参、麦冬、五味子是主方，另外就是辨证施治，这段就是"诸气腈郁，皆属于肺"。

（四）诸湿肿满，皆属于脾

"诸湿肿满，皆属于脾"。脾属土，土之本气是湿。如风湿证是由风、寒、湿三邪合而为病，先于湿邪的属于脾，例如夏天阴雨连绵，久坐湿地，或是水里作业都易得湿病，湿气侵于肌肤则病发肿胀，也就是西医学所说的肾炎。脾和胃是脏腑的关系，脾胃都属土，脾为阴土，胃属阳土，脾主运化，胃主腐熟，脾能运化水谷精微，胃能消化腐熟水谷，二者相辅相成。胃腐熟下降为阳，脾运输津液上升为阴，脾属阴喜燥而恶湿，胃喜润而恶燥，在正常情况下湿燥相合，脾运化，胃阳振，人无病。但如果胃虚或脾虚，胃阳不振不能温煦脾土，脾气呆滞不能运化，人就会生病。湿气到人体内先中于脾，因为脾主肌肉，本脏属湿，同气相求，湿邪侵于脾土，轻则四肢倦怠，饮食不振，最后脾湿不能运行水液，水气侵到脾土肢体，形成四肢肿，胃阳不振不能消胀。肿是肌肤四肢肿，满是胀，就是肌肤肿胀。脾病分虚实，水饮留驻或感受潮湿，素体强壮，得肿胀病为实证，脾实肿、胸胀、四肢肿，大便秘结，脉多沉弦有力或沉滑有力，治疗以利湿疏土消瘀为主，用平胃散、五苓散、茯苓导水汤等方剂，用苍术健脾燥湿。脾虚肿满，脉沉细无力，颜面苍白，浮肿，虚胀，出汗，治疗主方用六君子汤、香砂六君子汤等,助阳健胃,再另用利水渗湿的药。每个五脏病都分出虚实两方面,所以李念莪注解后再分虚实,这是纲领。

(五) 诸痛痒疮,皆属于心

"诸痛痒疮,皆属于心"。诸痛是指痈肿,红肿热痛,痒是指皮肤病发痒流水,有红肿疼痛,这些疾病都属于火,火属于心。心主火、主血脉,心脏有火则血热,血热犯于皮肤,西医称为发炎,中医称热胜则肿,肌肉肿,或局部红肿热痛,为阳热性质。心火或称为毒火,归根结底是血热,热盛才肿,热轻则流水发痒,微热也属心火。红肿热痛治以黄连解毒汤合仙方活命饮加味,清热解毒凉血。热盛者则肿痛,热轻者则痒。"诸痛痒疮"分虚实,实火则红肿热痛,虚火则瘙痒流水。

"诸热瞀瘛,皆属于火"。这是单个的火,瞀是指心烦郁闷,瘛是指抽搐,心烦有热,或受外因刺激,或由外邪引起的一系列症状,病由热产生,定位在心,心属火,这二者病因可以合在一起,也是五脏病机。"瞀"就是郁瞀,不仅心烦郁闷,有时还伴有神志不清和抽搐,治以牛黄安宫丸、至宝丹、牛黄清心丸,清心降火,开郁化痰,总的来说,火在五脏来说是心主火。

(六) 属于五脏的病机总结

这一段可概括为五脏病机,抽搐、振掉、头晕眼花为肝经病变;小腹痛引前阴为肾寒,肾病变影响肝;咳嗽、喘为肺经病变;若见到腹满、肿胀是脾,但水肿病机一般与肺、脾、肾三脏均有关联,肺通调水道,下输膀胱,肾主开合,通利水道,这二脏发病,肺不能通调水道,肾开合失司,则产生积水,再加之脾土壅滞,不运化水液,形成水肿。湿邪产生的症状包括倦怠、懒、水肿,属于脾,五脏病机十分确切,五行包括风、热、湿、燥、寒,重点是气化,气化才能发挥作用。

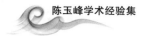
三、上下病机

（一）诸厥固泄，皆属于下

"诸厥固泄，皆属于下"。"厥"是指厥逆之气上冲，肾阳不足，肾阴盛，阴气上逆则厥。肾阳盛为热厥，肾阴盛为寒厥。感冒四肢热闷属于热厥，热厥主要表现为掌心发热，心中不舒；寒厥是指四肢凉、厥逆。厥有寒厥、热厥、暑厥、昏厥，还有暴厥。如因暑天热到极点，昏倒后不省人事者，为暑厥，是热气熏蒸导致精神瞀乱。因伏天、暑天、高血压、贫血等原因立刻昏迷倒下为昏厥者，理应辨证。暴厥如脑溢血这类情形，不知人事，昏迷不醒，古代称为尸厥，例如医古文扁鹊为虢国太子治疗尸厥，不省人事，但还有呼吸。

"厥"总的概念是阴阳之气上下不协调，厥气上逆，阴气上逆，阳气不能衔接，而发生厥。厥大多为肾虚、肾阴盛或者肾阳虚，寒气上逆，血液得寒则凝涩不通，所以四肢冰凉而昏迷。暑厥、昏厥与肾寒无关，是自然条件影响所致，这就是病机。正气虚衰，可导致厥。大怒也可导致厥，例如血压上升致厥，是大怒阳气盛导致的昏厥。"诸厥固泄，皆属于下"是指多数厥证属于肾，肾气虚寒上逆，引起四肢凉或者昏厥。

"固泄"是不同的两个问题，"固"是二便不通，表现为小便不通、大便秘结；泄是二便不禁，表现为大肠泄泻或小便不禁。"皆属于下"，下指肾和膀胱，意指见固泄症状则知病在下焦，是肾和膀胱病变。因为二便都由肾控制，肾为封藏之本，肾开窍于二阴，在人体正常的生理情况下，肾阳相火济肾水，相火温肾水则肾水不寒，相火有肾水相济，不能生热，变成少火。少火生气，《素问·阴阳应象大论》中说"少火生气"，就是阳和之火，正常情况下,肾中蕴含阳和之火,水火在肾中是肾阴肾阳协调平衡,水火既济,人就不生厥、固、泄等疾病,反之,水火不协调就会产生疾病。例如肾阳盛、相火盛,耗伤阴液,则会大便干燥;寒盛也会大便干燥。膀胱与肾脏热盛,小便艰涩,这也是固,属于实证,寒盛或热盛都会导致固。寒极则小便不通,治疗以附子、肉桂、桂枝温肾阳,如金匮肾气丸。

"泄"定位在肾,以五更泻为例,肾阳虚不温煦脾土,脾土衰弱,清晨五更泻下,因为阳气升时阳气不足,治疗用四神丸。中医讲相火的问题,例如五更泻,用白术散、五苓散就没效果,四神丸大量用补骨脂等药就能止泻,说明命门火衰非补骨脂不可,补骨脂专能温肾阳、壮相火,所以相火是可以从临床实践中感受到的,中医理论源于实践。老人遗尿不止、小便不禁,也是肾阳衰,阴阳不协调,失去封藏之本,这也属于肾,治疗用补中益气汤,加附子、桂枝、肉桂温肾阳,理气壮阳,肾虚小便不禁用补中益气汤,是元气根于肾而藏于肺,肺为肾之母,肺气足则能升提。

"诸厥固泄,皆属于下",固是二便不通,泄是二便不禁,都属于下焦肾,分为肾阳虚、肾阴盛、肾阴衰几种病机。结肠炎日久不愈,用四神汤或加健脾的药,例如炒黄连、吴茱萸、木香,香连散,压成粉末,久泄用黄连就是固肠、厚肠。

(二)诸痿喘呕,皆属于上

"诸痿喘呕,皆属于上"。"痿"一般指痿躄,痿躄就是痿证,四肢或是下肢痿软无力,还有肺痿也属于上焦肺病,诸痿包括肺痿、痿躄。痿躄四肢瘫软无力,筋弛骨软,病在下焦,病因在上,上指肺胃,阳明有热,手太阴肺属金,足阳明胃属燥金,金生水,肺为水之上源,肺能生津液、通调水道,足阳明燥金热气熏蒸,上熏于肺,肺热叶焦,不能生津行水,所以水不下行膀胱,水之上源

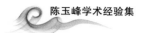

不能接济则肾水虚,肾水亏不能滋骨,肾阴虚不滋肝木,肝主筋失调,导致骨软筋弛,形成骨痿,故而治疗属于上焦,治疗痿证不能用风药,虽然病在下焦,治疗需生肺津,用清燥救肺汤,继而壮肾,用大补阴丸,黄柏、知母、龟甲、生地黄、麦冬、人参、玉竹、沙参等药,例如玉女煎。

诸痿病因皆属于上焦,阳明有热而影响肺金。喘呕是喘和呕吐,也属于上焦,喘属于肺,呕属于胃,所以见到喘呕这类疾病,见喘治肺,如"诸气膹郁,皆属于肺",见呕治胃。胃气不和而不降、胃寒或胃热都会导致呕吐,胃热呕吐与胃热燥呕较多,用清胃药,如枳实、竹茹等。胃寒呕吐以香砂养胃。痿、呕、喘等疾病均源自肺胃,故称皆属于上。肺肾为母子关系,所以痿必须联系肾,治疗以生肺津、滋肾水,年轻人易治,老年人难治,这是上下病机。

四、六气病机

六气病机包括风、寒、暑、湿、燥、火六气,病机十九条中不介绍燥,刘河间补之以"诸涩枯涸,干劲皴揭,皆属于燥"。"皴"读音"cun",是指皮肤干燥起皮产生裂纹。"诸涩"是指燥邪消耗津液,皮肤干燥少津,起皮皴裂,都属于燥。

(一)诸禁鼓慄,如丧神守,皆属于火

"诸禁鼓慄,如丧神守,皆属于火"。禁通噤,是指口噤、寒战、鼓颔,例如伤寒病热极战汗,浑身发冷发抖,扣齿有声,口噤颤栗寒战。如丧神守是指精神错乱,汗出痊愈,病从火来。疟疾发病也可见如是症状,疟疾发病浑身战栗发冷,牙齿打颤,鼓颔战栗,精神错乱,正气充足者汗出痊愈。《内经知要》中说,咬牙是火盛、火极,即将汗出的寒象,以自然界为例,夏天热到极点就

会变冷，热极生寒。这个病大多在伤寒温病热邪入里，正气恢复，邪正相争的时候，最后汗出而愈，大多得之于热性病，伤寒后期寒邪转热而发病，故称皆属于火。

六气病机又加燥邪，燥之为病临床多见肺病咳嗽，干咳无痰，都属于燥，发热干咳无痰，脉细数，治以喻嘉言清燥救肺汤，有人参、寸冬、石膏等药物组成。

（二）诸痉项强，皆属于湿

"诸痉项强，皆属于湿"。强通僵，读作"jiang"，有僵硬、僵直之意。项强是指脖颈发硬、抽搐，是为痉病，症状有角弓反张，项强，肢体痉挛等。内科分为刚痉、柔痉，痉而汗出者为柔痉，无汗为刚痉，以此分阴阳。痉病皆属于湿，与足太阳经病变有关，湿作寒湿、寒水解，因为水之气化为湿。太阳寒水之经感受寒湿之邪，气血运行不畅，足太阳膀胱经过项，而发生项强，治以疏风镇痉的瓜蒌葛根桂枝汤，以葛根、天花粉、桂枝为主药，再加天麻、钩藤、僵蚕、独活等，抽搐更甚者再加全蝎、甘草。脖颈僵硬以葛根为先，葛根专走太阳、阳明经。可是另外一些痉病，如西医脑炎，中医称为暑痉，是天热时小儿发热抽搐，不能皆属于湿，这是感受寒湿之邪的外感抽搐，例如小儿感冒高热抽搐、昏迷，属于"诸热瞀瘛，皆属于火"，三焦火盛，火盛生痰，痰盛生风，风火熏蒸而发生抽搐，以中成药治疗，用牛黄安宫丸、至宝丹，汤药则用银翘散合白虎汤，另加钩藤、珍珠母、生石决明、蝉蜕等息风之品。

（三）诸逆冲上，皆属于火

"诸逆冲上，皆属于火"。逆气上冲，是火性炎上，指肺胃之火，逆是指气上而不下，导致胀、胸满，或是喘、咳嗽，或是呕吐。治疗用清热降逆的中药，例如咳嗽呕吐有热的疾病，治以橘皮竹

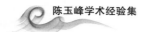

茹汤,再加旋覆花降逆效果更佳。患者呕吐喘,治以苏子降气汤,药用苏子、瓜蒌、杏仁之类,另以旋覆花、代赭石降逆最好,呕吐气逆用代赭石镇静降逆,再加入旋覆花、枳实、竹茹、半夏、黄芩等,呕吐必须用生姜。若是胀满呕吐,食入即吐,脉见弦滑有力,是肺和胃、三焦有热,胃气上逆,不能用治时令呕吐的藿香正气汤,须用凉药降火,如以大黄泻火。

(四)诸胀腹大,皆属于热

"诸胀腹大,皆属于热"。胀满,腹部膨隆,都属于热,例如腹胀是肠胃有热,腹部胀大,脉大有力,大便秘结,属于热。按照临床经验,胀大初期属于热,日久腹胀绝不是热。《内经知要》注解说"诸胀腹大,皆属于热",一方面是"热气内淫,变为烦满,故曰皆属于热",这是指平素胃热,好上火生气,食积郁阻,舌苔黄腻,脉大,大便秘结,属于疾病初起的实热证,治以大承气汤、枳实厚朴汤。现在说的腹胀大多是日久虚寒胀满,食入则胀,运动减轻,胀后腹痛肠鸣,脉沉细或沉弦,四肢倦怠无力,纳呆,舌苔白腻,这属于胃肠虚寒证,治疗应温肾火,壮阳健脾理气,主方以香砂六君子汤加附子、桂枝,桂枝能通阳健胃,另加焦三仙、大腹皮、枳壳、香附、陈皮等理气之品,再加点鸡内金,服之痊愈。

虚寒腹胀不属于热,属于虚寒,李念莪说近似腹胀以"皆属于热"误事,以为其有火有热,于是用泻下之品,伤人元气,腹胀愈发严重。《素问·气交变大论》曰:"岁水太过……腹大胫肿。"指出寒气太盛也会导致腹胀,藏寒生满,日久不愈通常属于胃阳不振、脾气不运而形成胀满,香砂六君子汤专能健胃、温胃、理中气,加上附子,功效类于附子理中汤。胃腐熟水谷凭借胃阳,胃阳虚弱,就如釜底无火,食物不熟。胃阳振奋才能腐熟水谷,胃阳虚食物不能腐熟,用凉药则更伤胃阳,所以应治以温中健胃,理气消食。西医称之为胃炎、胃痛，也大多属于胃寒，很少以胃热治疗，只有呕吐多属于胃热，用橘皮竹茹之类治疗。李念莪说"尽信书不如无书"，不能见腹胀就说皆属于热。

（五）诸躁狂越，皆属于火

"诸躁狂越，皆属于火"。这是阳明热证，温病伤寒传及阳明腑，脉大身热，烦躁不宁，登高而歌，皆属于火是指胃火，治以白虎汤，如有大便干燥，再合大承气汤、凉膈散，或用安宫牛黄丸。诸躁狂越分为两类症状，一类是烦躁不安、不眠、心中不舒，一类是登高、狂走，骂人不避亲疏，均为阳明有热，热邪熏蒸心包，精神错乱，治疗不必清心，只用泄阳明热，用泻下之法。不是由热病、伤寒或温热形成的精神疾病，平素无故热伤为痰迷心窍，发热兼躁狂之症，狂妄骂人，不识亲疏，弃衣而走，服用安宫牛黄丸无效，这是癫狂证，属于心火盛、痰盛，痰火郁塞。治疗多用礞石滚痰丸或磁朱丸，磁朱丸药物组成有磁石、朱砂、神曲，能镇静安神，滚痰丸药物组成为大黄、黄芩、沉香、木香，能降逆气化痰通窍。

（六）诸暴强直，皆属于风

"诸暴强直，皆属于风"。暴指骤然发病，平素无病的人突发疾病，强直指抽搐，脖颈僵硬，身体僵直，中医称为中风，中风很少僵直，最主要的症状是神志不清。中风并非外来的风，而是肝风内动，和"诸风掉眩，皆属于肝"类似，但诸风掉眩是发病柔和，而中风发病突然猛烈，为肝风内动，脉多见弦数或弦滑而数，大而有力，凡得病的人平素好生气，或有高血压。

肝志怒，肝在体主筋，在六气主风，肝藏血，为将军之官、好怒，所以人平时总好生气。肝属木，木生火，胆为肝之府，少阳相火藏于肝，大怒引动少阳相火，火盛生风，肝藏血则血热，火性炎上,血得热上行,水性润下,水热则沸腾,肝脉环唇挟口上达于巅顶,肝藏血,肝脏有热,血随着肝脉上达巅顶。《素问·生气通天论》中说"大怒则形气绝,而血菀于上,使人薄厥",和现代脑出血类似,发病猝然神昏,高血压、抽搐,这是由于肝主筋,风火交加,血上行,经络郁塞。

中风是肝阳上亢,属于内风,并非外感六淫风、寒、暑、湿、燥、火的外风,所以治疗以息风镇静凉血为主。"治风先治血,血和风自灭",血热治以凉血,则肝火下行,重在清肝泻热,育阴潜阳,用牛黄清心丸、安宫牛黄丸、至宝丹,安宫丸和清心丸专清心火,至宝丹疗效最好,珍珠母、生石决明、牡蛎、龟甲、鳖甲等药镇静,丸药首选至宝丹,汤药选用天麻钩藤饮,药物组成有天麻、钩藤、僵蚕、蝉蜕、石菖蒲、郁金等,清肝泻热,育阴潜阳,芳香通窍。

(七)诸病有声,鼓之如鼓,皆属于热

"诸病有声,鼓之如鼓,皆属于热"。这个病腹胀如鼓,鼓之如鼓,第一个鼓是叩诊,第二个鼓是叩诊声音如鼓声,肠鸣有声,脉沉弦有力,腹胀多是阳明或三焦、大肠有热,胃和大肠气逆郁所致,气逆不通则肠鸣,有气、鼓、胀皆属于大肠有热。临床上却以寒证居多,肠鸣有声,响但不泻,腹胀腹痛时作,脉沉细沉弦,为阳明气虚,胃阳不振,饮食不化,属于气在肠的虚寒胀满,用香砂六君子汤理气,再加温中健胃的药,大量用桂枝,如苓桂术甘汤这类方剂,不用白术用苍术。

热胀如西医腹膜炎一类,但中医认为腹胀总属寒热交替,寒性居多。症状见腹胀脉大有力,舌苔黄腻,大便秘结多属于热;肠鸣如水,腹胀腹痛时作,便溏,舌苔薄白,脉沉细多属脾胃虚冷、阳明火少导致的胃胀。临床必须凭望闻问切四诊合参,按照患者的客观反应辨证。

（八）诸病胕肿，疼酸惊骇，皆属于火

"诸病胕肿，疼酸惊骇，皆属于火"。胕指下肢，就是下肢肌肉肿，腿痛酸骇，属于湿热证，病性是风湿热，由风湿化成热到体内，是肝脾两经的火热邪气。例如痹证，风寒湿到人体内分为行痹、着痹和痛痹。肿是脾有湿热，脾主肌肉，湿热在于肌肉着而不行为肿，有胕肿有关节肿。疼酸惊骇，指湿热型关节红肿疼痛拒按，惊是害怕，疼痛剧烈害怕医生按压。"诸病胕肿"，关节肿疼痛剧烈，皆属肝脾有热，因为脾主肌肉，肌肉肿，肝主筋，筋痛，肝属木，木味酸，酸味入肝，疼痛剧烈则筋惕肉瞤，好像受到惊吓一样，就是惊骇。风湿热治疗用黄柏苍术汤加味，加知母润关节滋阴、消肿。《金匮要略》注解指出知母消肿效果最好，黄柏苍术汤有桃仁、红花、龙胆草，清热利湿、散风湿，桂枝、防己、威灵仙，再加上知母，消肿止痛，疼痛甚者加连翘、金银花、石斛。

（九）诸转反戾，水液浑浊，皆属于热

"诸转反戾，水液浑浊，皆属于热"。"戾"通"厉"，诸转反戾指小便腹痛，尿液点滴而出，戾指尿液像茶壶通气孔堵住，茶水点滴不出，妇科术后小便滞涩，腹痛剧烈，尿量少，色浑浊，皆属膀胱和小肠有热，现在称为尿路感染，治以八正散。但这个病也有寒证，中气不足或到冬天寒冷时肾阳衰，相火不能温煦，膀胱不能通调水道。例如老人到冬天寒冷的时候小便滞涩不畅，腹痛，尿液浑浊，用利水药无效，治以济生肾气汤，助肾阳而利水，药物组成有牛膝、车前子，每一种疾病都分寒热，需要谨慎辨证，这就是病机。

（十）诸病水液，澄彻清冷，皆属于寒

"诸病水液，澄彻清冷，皆属于寒"。六气病机中只有一个寒，诸就是一切的疾病都要分辨是寒是热，先问是否小便清白、

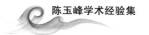

大便稀溏,无论什么病日久,小便清白、大便溏泄清冷,都属于虚寒,不能辨证为有热。有一个患者,发热喘咳,脉搏一分钟一百多次,之前的医生都用凉药如泻白散、白虎汤一类,均不见效果,患者口渴、喘、少气、汗出不止、不能平卧,小便清白,大便溏泄,舌苔薄白,辨证应属于虚寒,用生脉饮,人参、麦冬、五味子加附子五钱、肉桂二钱,服后气喘、气短、汗出等症状均消失。患者之前每日注射青霉素,疾病持续 20 年,不见痊愈,是因为外证的热象只是假象,根据她小便清冷,大便溏泄,舌苔薄白,辨证属于虚寒。但这仅仅是个例,根据以前服用寒凉之品没有疗效,再根据《黄帝内经》原文辨为内真寒,外假热。

(十一)诸呕吐酸,暴注下迫,皆属于热

"诸呕吐酸,暴注下迫,皆属于热"。"诸呕吐酸"指呕吐、吐酸、泻痢,"暴注下迫"指痢疾,属于胃肠有热,西医称为肠炎,症状见呕吐,腹部胀满,脉大有力,或口渴发热,呕吐酸水,暴注下迫等,是湿热郁滞大肠日久,湿热熏蒸,肠中热盛而泻,常见于暑天,治以葛根黄芩黄连汤。

(十二)诸涩枯涸,干劲皴揭,皆属于燥

"诸涩枯涸,干劲皴揭,皆属于燥"。这是刘河间补充的条文,六气风、寒、暑、湿、燥、火为病就齐全了。李念莪把热分为虚热和实热,实证和虚证有区别,如《素问·通评虚实论》中指出,虚和实必须辨清楚,实证勿补。暴注下迫、呕吐酸水是实热,不能用补法,否则会导致胀满、恶心,这就是实证勿补,误补增进疾病。虚证勿泻,误泻则不可挽回生命。虚证用泻法是在大实有羸状、至虚有盛候的时候。大实有羸状,是指疾病本来是实证,外证却是虚形。以痢疾为例,痢疾平素腹泻,是由于肠胃有积热,泻久会导致眼眶内陷,乏力少气,颜面苍白,但究其根本是肠胃有实热，误补则益疾。至虚有盛候，反泻含冤。以水肿病为例，水肿日久肺肾俱虚，浑身浮肿盛大，外表看似是实证，但脉沉细无力，属于虚证，所以说反泻含冤。必须益气补肾，日久肾虚水肿，大量用人参、白术、黄芪，再加附子、肉桂，例如真武汤。现代水肿或是肾炎日久不愈，我用人参、白术、黄芪，外加附子、桂枝温肾理肺气，治肺治肾是准则。

五、掌握病机的虚实寒热

病机必须掌握虚实寒热，十九条中只有"诸寒收引，皆属于肾""诸病水液，澄彻清冷，皆属于寒"两条属于寒，病机十九条很多都是火热证，因为人体疾病热证居多，这合乎现代的临床现象，比如炎症，炎症大多属于热证，中医还分虚火、实火、阴证、阳证。在人体内肾属水，肾水中包含相火、命门相火、手少阴心火、手厥阴心包络火等都是相火，足少阳胆、手少阳三焦也都属火，人体内共有一个水和五个火，一水不能胜五火，人体内的本脏火多水少，所以得病往往由寒化热，热邪熏蒸，易伤阴、伤津液，这与体内的火热有关，所以病机十九条中与火热有关的疾病较多。热和火虽多，但还要分虚实，这就是病机，这就是辨证，中医辨证利用四诊望闻问切，运用时要细心体验，沉着冷静，不能粗枝大叶，如验舌、验二便，摸脉搏，要掌握病机，虚证、实证、寒证、热证，合起来就是阴阳，阴阳中又分为阴中有阳、阳中有阴，虚中夹实，实中夹虚，这就是辨证的关系。辨证时要看脉证符不符合。

患者不知道舌苔脉象，只知道他的症状，例如头痛、口渴之类，这时就要凭医生掌握病机的寒热虚实。所以中医的理论，有的初学者学得糊涂，觉得不科学，其实其中蕴含着真理，只是初

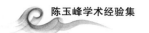

学者没掌握，虚证实证药对症，效果很好。毛主席说"中国医药学是一个伟大的宝库"，"宝库"这两个字不简单，宝库里面有东西，重在努力挖掘，挖掘很要紧，挖掘就要勤学苦练，现在大家年轻，有朝气，有精力，重点在临床辨证，理论必须和实践结合，要细心，不要粗枝大叶，要沉着冷静，临证不能见到疾病比患者还慌，要冷静。

第三节　陈玉峰讲《素问·上古天真论》

"上古"指远古，"天真"指上古之人的品性淳朴、诚实。研究"天真之人"就是保持人的天真、元气，使身体健康。所以李念莪将其归为道生，总结是养生论。其实《素问·上古天真论》的主要内容是保健，身体健康，能延年长寿。如何使人身体健康，免去疾病，也是现在所研究的保健卫生。

一、古人的养生方法

《素问·上古天真论》的第一段有五项，讲的是古人健康的养生规律。

"上古之人，春秋皆度百岁，而动作不衰，今时之人，年为半百而动作皆衰者，时世异耶？人将失之耶？"这是一个问句，上古，即远古，人的寿命有规定的数度，春秋都活到100岁，即一个世纪。远古时候的人，春秋到百岁，动作不衰，现在的人不到半百便动作衰，是何道理？"时世异耶？人将失之耶"？是自然的环境变化了，还是现在的人不知道保健的方法？后文进行了回答，《素问》为问答词，黄帝问，岐伯答，两人谈论学问，称为问答的体裁。后文回答上古之人与现在的人有何不同，"上古之人，其知道者，法于阴阳，和于术数，食饮有节，起居有常，不妄作劳，故能形与神俱，而尽终其天年，度百岁乃去"。这是正常人，即上古之人，知道养生保健的方法。饮食有节，起居有常，不妄作劳，现在所讲病理也是如此，产生疾病内伤都是因为饮食不节。起居无常指到了睡觉的时间不睡觉，甚至睡到中午。不妄作劳，是不做无妄的劳动，无益的劳动不做。何为无益劳动？通宵打牌，喝酒作乐，都是无益的劳动，最是消耗身体。但上古人民的养生之道，没有这种恶习，所以年到百岁，动作不衰。下文说"今时之人不然也"，指现在的人年到半百便衰老，不如上古的人知道养生的方法。"今时之人，以酒为浆，以妄为常，醉以入房，以欲竭其精，以耗散其真，不知持满，不时御神，务快其心，逆于生乐，起居无节，故半百而衰"，这两句话也适用于现在的养生保健。这是古人的体验，"现在"并不指现代，而是指《黄帝内经》成书年代，现在的人为什么半百而衰？因为把酒当成水一样饮用，像喝浆液一样。酒不能多饮，《药性赋》指出，"酒通血脉，消愁遣兴，少饮壮神，多则殒命"，是指酒能通血脉，令人兴奋，过饮会导致伤气、耗血。

"以妄为常"，作无妄的劳动，或通宵打牌、作乐。"醉以入房"，指年轻人多欲，不知保欲藏精，"以欲耗其真"，喝完酒后行房最伤人的真气，也称天乙真气，在男子为精，在女子为血，耗伤真精肾气。是指现在的人不保养身体，随心所欲，做伤害身体的事。

"以耗散其真，不知持满，不时御神"，无论男女，肾精、肾气都很重要，但不得保持，随便造散。"务快其心，逆于生乐"，是指随心所欲。"起居无常"，晚上熬夜，早上劳作时便睡不醒，于是

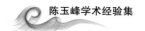
半百而衰。这一段讲古人养生的方法，现在的人经常熬夜，作息不合理，即为妄劳，古人是不妄作劳。"劳动"能锻炼身体，但不能过劳，要劳逸结合。书上说"久坐伤肉"，经常坐着不劳动则伤皮肉。"逸者行之"，是指不能太过安逸，需要运动。这一段是古人对养生方面的两点提醒。

二、古人预防疾病养生

"夫上古圣人之教下也，皆谓之虚邪贼风，避之有时，恬惔虚无，真气从之，精神内守，病安从来"。这一段教人如何预防疾病，身体健康。"上古圣人"是古时懂得养生之道的人。古人的圣人，有充分的保健知识，不受疾病，所以告诉人们保健的方法是"皆谓之虚邪贼风，避之有时"，这是外因。一个外因，一个内因，外因是六淫之邪，内因是饮食不节，起居无常，七情喜、怒、忧、思、悲、恐、惊，要避免这些问题。"虚邪贼风，避之有时"，王冰注说："邪乘虚入，谓之虚邪。窃害中和，谓之贼风。"是指人体虚，不知卫生、保健，使得虚邪贼风侵犯身体，伤及宗气，宗气即正气，所以需要避免虚邪贼风。

"避之有时"，要注意时间。《灵枢·九宫八风》中，对于风描述得最详细，有正风，有实风，有虚风，有邪风。正风是指春天刮东风，夏天刮南风，生长万物，秋天刮西风，冬天刮北风，这是四时正风。正风养人而不伤人。避风是指避虚邪贼风，由虚邪而来。何为虚邪？冬季应该刮北风却刮热风，天暖解冻，现代人以为是天气暖和，其实是不正之风，很容易让人生病。天气炎热时，应当刮南风，却刮西北风，虽然凉快，但最容易受病，在五行是水制火，北风是虚邪贼风。春天对春风，春风温暖，万物昌盛，刮西北风则万物凋零，这都是虚邪。古人所说"虚邪贼风，避之有时"，是对冲之风。"非其时，而有其气"，要引起注意。譬如天热时在树下、库房中乘凉、避荫，常会中暑。古人提出虚邪贼风，必须要避讳、防御，这是常识。古人说："风能养人亦能害人，水能浮舟亦能覆舟"，是指正风养人，但虚邪贼风伤人正气。水能载舟，但遇到大风，水便会将舟掀翻，这是太过，是不正常的。有正常的气候和不正常的气候，虚邪贼风不是正常的风，所以侵犯人体，必侵害元气。如何使得身体好？就是要避免虚邪贼风，才能身体强健。

后文说："恬惔虚无，真气从之，精神内守，病安从来。""恬惔"是道家的术语，安静，人心无私欲杂念，精神安闲，神气正常。"真气从之"，只有这样，人体天真之气才能从之。何为真气？"真气者，所受于天，与后天谷气并而充身者也"，这是张景岳的《类经》原文。现代讲所受于天，是指大自然的空气，称为真气，呼吸自然空气。但是古人不是这样认识，古人认为"故人生之来谓之精，两精相搏谓之神"，人出生还要依赖父母天真之精气，精化为气。由男女结合而产生的二五之精、肾精，这是先天真气。婴儿在胎中，借胎气呼吸，这呼吸的便是先天真气，即先天之气。小儿降生以后，立刻就可以吃奶，这是后天的谷气。所以人以肾为先天，脾为后天。在胎儿时期借先天母体呼吸，是先天真气。降生以后，借后天滋养，是后天之气与先天之气结合在一起，称为真气，是先天之真气与后天之谷气并而充身者也。真气是人身的动力，也称为元气，五脏有五脏之气，但这是真气、元气，是人"生于先天，成于后天"之理。

脾为后天之本，肾为先天之根。人在养生方面，不知保养真气，身体就没有动力。怎么保养真气？后文说人没有私欲杂念，使真气安静，精神内守，病安从来？精神充足能抵御外邪。《素问遗篇·刺法论》说:"正气内存,邪不可干。"正气要充足,有抵抗力,外邪就无法侵犯人体。反之,"邪之所凑,其气必虚",易感外邪是身体没有抵抗力,真气衰弱。身体健康就要做到"精神内守,病安从来"。后文又说"精神内守""志闲而少欲",重点在"欲"字,"少欲"的"欲"即人的欲望,所想的好事、坏事,称为"欲"。懂得养生之道的人,心志安闲,没有欲望,没有邪思妄念。"心安而不惧",只有心里安静,才能"不惧",为何不惧?因为行善事,所以不惧,若是做坏事便会害怕、心惊,夜寐不安。这就是"心安而不惧,形劳而不倦",正气充足,心地坦然,所以每日劳动不知疲倦。《论语·述而》说:"君子坦荡荡,小人长戚戚。"正直人的心里安静,唯有邪癖的小人,不务正事。"戚戚焉忧兮,心老无行径",不务正事,心中无法安静。在养生方面,正是因为"精神内守",正气充足,所以才能形劳而不倦。

"气从以顺",真气安顺调达,就没有疾病。"各从其所欲,皆得所愿","各从其欲"就是做自己喜欢的工作,务农有农的快乐,学工有工的快乐,学医有医的快乐。"形劳而不倦",不挑剔工作,随遇而安,业务完成后不知疲劳。以行医为例,一个艰难的手术,做几个小时,医生手术后非常高兴,便不知劳倦。比如医生治好了疾病,也不知道疲倦,这叫作"各从其欲,皆得所愿"。人做每一个工作,做得完好、完整,就会感到精神愉快,不知疲劳。古人想一行干一行,必须要完成,所以形劳而不倦,不知疲倦,精神愉快。

下文说:"故美其食,任其服,乐其俗,高下不相慕,其民故曰朴。""朴"是老子《道德经》中的,意为返朴归真。上古天真人很淳朴,天真如何解释?有人说"你太天真了!"这个"天真"表示人老实,例如两个人工作,其中一个欺骗他,他信以为实,就会被说

"你太天真了"，天真就是人心眼实在，没有邪思妄念，正是古人淳朴的性格。"故美其食，任其服"，"美其食"不是说饮食无节，吃好的东西，朱子说："饮食约而精，园蔬愈珍馐"，吃东西要精、干净、能吃饱，那么青菜比珍馐还要养生。现在吃东西，吃得好，吃得多，这不是养，而是饮食无节。"美其食"，是饮食不管好坏，只要洁净，"饮食约而精"，洁净、简练，不得浪费。"任其服"，指穿衣不论好坏，"衣尊洁，不贵华"，指穿衣服干净、洁净最重要，不必分粗布和绫罗绸缎，什么样的衣服都能穿，但最重要的是洁净整齐，不在乎绫罗绸缎的或是华丽的。"乐其俗"是指在哪一个环境就爱哪个环境，随遇而安，顺潮流。在社会里就喜欢这个社会，人就会待得安逸，这是乐其俗。"高下不相慕"指不攀附、不羡慕地位高的人；不歧视地位低的、贫贱的人。在上者不攀，在下者不欺，也不凌辱。下文说："故民曰朴"，上古纯朴的人，天真淳朴，没有私心，不挑剔饮食和衣服，能够适应环境，饮食好坏都行，也不挑穿什么衣服，每个环境都能待得下去，不问身份高低，不攀地位高的人，也不歧视地位低的人。古人也有坏人，但总的来说，是古道热肠，有淳朴之风，这样的人才能养生，"故民曰朴"，即天真的淳朴之气。

　　下文说，正是懂得养生之道，没有私欲杂念的人，才能"故以嗜欲不能劳其目，淫邪不能惑其心"。这是正人君子，看见喜欢的东西不会动心。嗜欲不能劳其目，嗜欲包括酒色财气，人之所好。偏好哪一种都是嗜欲，如好吃的、好穿的、好玩的，都是嗜欲。有人好穿好戴，看到别人穿的衣裳华美就羡慕，都不合适。正因知道养生之道，所以不嗜欲，眼睛看到或没看到，都不在乎。"淫邪不能惑其心"，是指人的生活，现在无论年轻、年老，都犯生活错误。真正的正人君子，淫邪不能惑其心，不正当则不动心。

只有这样,才不能犯生活错误。"愚智贤不肖,不惧于物","愚智贤不肖"是四类人,"愚"是不聪明,"智"是聪明、智慧,"贤"是有才能,"不肖"是能力稍差。古代人也有愚笨的、聪明的、能干的、不能干的,但尽管这样,四类人都很淳朴,没有私邪,"不惧于物",就是一切生活的条件,如饮食、服装、淫邪、酒等嗜好,一切杂念他都不惧、不畏,不在乎。"故合于道",所以只有这样人,才合乎养生之道。

"年皆度百岁而动作不衰者,以其德全不危也"。"德"是有道德,做的一切事情合情合理,没有违反和不当的地方。只有不为物欲所迷惑的人,才合于养生之道。所以身体动作不衰,能全德不危。"皆度百岁",古人有活百岁的说法,百岁是很正常的事情,例如现在就有活到 115 岁,动作不衰的人,这都是法,天也是法。上古人最少也能活到八九十岁。古人就是身体健康,所以能活得久,这是从实践总结出来的。

这两节第一段讲养生,第二段教人避虚邪贼风,不感受外邪从而身体好。这段经文可以参照下文,"形劳而不倦,气从以顺,各从其欲,皆得所愿。故美其食,任其服"这一段,按照这个方法养生,身体就会强健。重点是"嗜欲不能劳其目,淫邪不能惑其心"。嗜欲很难戒掉,什么都要忌,喝酒也要忌,抽烟也要忌,需要有恒心,有些人忌不了。志闲寡欲、恬憺虚无,是老子《道德经》中的道家思想。要"惜气存精,少思寡欲",时常保护真气,固守精神,精讲肾精、真气,惜气存精,少思寡欲,身体自然就健康。但前提是要淳朴、天真淳厚,即"其民曰朴",有正气则邪念不能侵袭。《素问·上古天真论》这段内容对身体健康很重要。李念莪将其归为道生,即养生之道。"法于阴阳,和于术数"在《素问·阴阳应象大论》一篇有解释。

三、人的正常生命规律

"帝曰：人年老而无子者，材力尽邪？将天数然也？岐伯曰：女子七岁，肾气盛，齿更发长。二七，天癸至，任脉通，太冲脉盛，月事以时下，故有子。三七，肾气平均，故真牙生，而长极。四七，筋骨坚，发长极，身体盛壮。五七，阳明脉衰，面始焦，发始堕。六七，三阳脉衰于上，面皆焦，发始白。七七，任脉虚，太冲脉衰少，天癸竭，地道不通，故形坏而无子也"。"丈夫八岁，肾气实，发长齿更。二八，肾气盛，天癸至，精气溢泻，阴阳和，故能有子。三八，肾气平均，筋骨劲强，故真牙生而长极。四八，筋骨隆盛，肌肉满壮。五八，肾气衰，发堕齿槁。六八，阳气衰竭于上，面焦，发鬓颁白。七八，肝气衰，筋不能动。八八，天癸竭，精少，肾气衰，形体皆极。则齿发去。肾者主水，受五脏六腑之精而藏之，故五脏盛，乃能泻。今五脏皆衰，筋骨解堕，天癸尽矣，故发鬓白，身体重，行步不正，而无子耳"。这两段讲述了人生长发育的生理过程。

"将天数然也"，与人年度百岁类似，是古人对寿命的计算，人百岁时的数度，"天数"即百岁，但是能否达到，关键在于养生如何。

"材力尽邪"，"邪"，不是"邪正"的"邪"，是通"耶"。古人提出人老而无子，是材力尽邪？是精力不足，还是天数？是天数，古人生活有七、八的规律。所以岐伯答"女子七岁肾气盛""男子八岁肾气盛"。这就是"法于阴阳，和于术数"。阴阳之数是什么？老有老阳、老阴，老阳之数九，老阴之数六。有老也有少，老阳之数、老阴之数便是天地之数。《素问·阴阳离合论》云："阴阳者，数之可十，推之可百，数之可千，推之可万，万之大，不可胜数,然其要其一也。"《素问·上古天真论》曰:"上古之人,其知道者,法于阴阳,和于术数。"这便是阴阳。数是天地之数,也是阴阳数奇偶数代表阴阳。

古代奇数为阳,偶数为阴。这是从天地之数得来,"阴阳者,数之可十",有十个数,这是"法于阴阳,和于术数"。1、3、5、7、9是奇数,"奇"读作"ji"。1、3、5、7、9合为二十五数,2、4、6、8、10合为三十个数,十个数相合是五十五数,这五十五数便称为天地之数。1、3、5、7、9为阳数,2、4、6、8、10为阴数,从而分出阴阳。中医讲阴阳五行,五行就出自此。水火木金土就是1、2、3、4、5,水数一,火数二,木数三,金数四,土数五。《黄帝内经》指出肝生数八,土数五,有生数成数。首先应该明白五行之数,五行有"天一生水",是五行生数,天地阴阳二气生五行。

"天一生水,地六成之"。天一生水,加上土的五数是六,这是地六成之。地二生火,二加五是七,这是天七成之。天三生木,三加土的五数是八,这是地八成之。地四生金,四加土数五是九,这是天九成之。天五生土,地十成之,土的数是五数,妇科常用。为何都以五数成? 五是土数,土为万物之母,万物土中生,水火金木,非土不生,无土不成,所以必须以五成,这便是成数。以人体为例,脾居于中州,肝、心、肺、肾都依赖中焦脾的营养,所以脾能灌溉四旁,为后天之本。

老阴老阳之数为何是六九? 天有几个生数? 天一生水,天三生木,天五生土,有三个生数,这是"三天两地而倚数",《易经》中有记载。"三天两地而倚数",三天指奇数,天一生水,天三生木,天五生土,这三个生数,合算是九,所以老阳之数是九,老阳就是天,天是九。老阴是地,地二生火,地四生金,有两个生数,二合四是六,都是偶数,所以老阴之数是六。这就是"三天两地而倚数",是"法于阴阳,和于术数",是阴阳之数。天为奇数1、3、5、7、9,九是阳数,2、4 是六,六是阴数,这是天九地六,老阳之数九,老阴之数六。在人老阳是父,老阴是母,在卦是乾和坤,"三天两地而倚数,观变阴阳而立卦",这就是数。老阳是父,老阴是母,有老就有少,所以老阳之数九,少阳之数七,老阴之数六,少阴之数八,这是阴阳数式。少阴是少女、少男,"女子七岁,肾气盛""男子八岁,肾气盛",七八数由此而来,七岁是少阳之数,八岁是少阴之数,这是天九地六。《素问·上古天真论》称其为"法于阴阳,和于术数"。"七损八益""二者可调"就是出自这里。人老而无子,是因为"八八,天癸竭",男子到八八 64 岁,不能生育。女子到七七 49 岁,月经断绝,不能生育。这个数是五行的天的生数,天一生水,天三生木,天五生土,地二生火,地四生金。老阳之数九,少阳之数七,天地生数要相和,七和九,七九 63 岁。人本生就算一岁,七九 63 岁加本年岁,就是 64 岁,所以说男子八八天癸竭。女子老阴之数六,少阴之数八,六八 48 岁,48 岁加本身 1 岁,就是 49 岁,所以说女子七七 49 岁经水断绝,不能生育小孩。这就是人年老无子的原因,根据数找到的规律。为什么男子 64 岁到 70 岁还能生育,女子不能? 朱丹溪说,男子是"阳常有余,阴常不足",所以男子 70 岁有些还能生育。而女人超过 50 岁就不能生育,这就是"阴常不足"的道理。后文《素问·阴阳应象大论》说"能知七损八益",就方便理解。数出于古河图,中医都讲阴阳五行的数。

"人年老而无子者,材力尽邪? 将天数然也?"到年纪不生育,是精力不足? 还是天数? 是古人总结经验后,规定的数。是老阴、老阳,少阴、少阳,七八之数,这一段包括了人的生理、病理。"女子七岁肾气盛",肾气保养最为重要,女子少阳之数七,

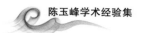

少阴之数八，女子为什么七岁肾气盛？因为七为少女，八为少男。少女配少男。男子少阳是阳数七，女子少阴是阴数八。女子少阴之数八，应八岁肾气盛。为什么是七岁？这是阴阳谐和，如后文说"阴阳和，故能有子"，是少女配少男，少阴之数配少阳之数，阴阳和谐，故能有子。阴阳对立统一，就是对待者数。"孤阴不生，独阳不长"，不能只有少阴之数，也要蕴含少阳之数，所以女子少阴，阴数是八，必须借助七的阳数，达到阴阳谐和。

何为真气？"真气者，所受于天，与后天谷气并而充身者也"。先天是肾，肾在中医学主生长，与西医利水、水肿、肾炎的肾脏不同，中医的肾包括生理、病理、生长、生殖。这里属于生殖，肾是人生命、生理的过程的关键。女子七岁肾气盛，就会发育成长，如换牙、头发生长。"二七，天癸至"，由七岁到二七成年。天癸在女子是分泌的生殖液体，在男子为精，也称为真精。"天癸至"，天癸不是月经，是担任生殖的物质，与精相合才能生长。天癸不是经脉，女子二七14岁，天癸足，才来到经脉，气血充足，形成月经，所以"太冲脉盛，月事以下，故能有子"。对于现在来说14岁为时尚早。

"太冲脉盛"，冲脉是血海，"冲为血海，任主胞胎"，即胞宫。月经时下，所以男女结合，才能生子。女子三七21岁时气血更盛，"肾气平均，真牙生"，牙是肾之骨，牙主骨，肾主骨，牙齿主肾，牙疼、牙不坚固，归咎于肾虚。老人牙齿松动牙易脱落，以固肾之法治之。四七28岁，"筋骨坚，发长极，身体盛壮"，这个阶段是女子生理的旺盛期。"五七，阳明脉衰，面始焦，发始堕"，古人和现在的人不同，"女过三十容颜改"，"五七，阳明脉衰，面始焦，发始堕"，阳明脉衰，三阳之脉衰于上，三阳之脉应于面，28

岁时面色好,等阳明脉衰,头发变白,颜面也变得粗糙,显得苍老,还时常脱发。

六七 42 岁,阳明脉衰于上,"面皆焦,发始白",古时四十几岁就衰老加快。"七七,任脉虚,太冲脉衰,天癸竭,地道不通,故形坏而无子也",七七 49 岁,女人完全丧失生殖功能,"天癸竭,地道不通",指女子月经断绝。少数女子 50 岁仍然有月经,但量大者是有疾病,称为经断复来。老阳之数六,少阳之数八,六八 48 岁,48 岁加本岁就是 49 岁,过了 50 岁就不能生育。男子 64 岁,生育期比女子多 15 年,甚至 70 岁仍然可以生育,这是因为"阳常有余,阴常不足"。女子"七七,任脉虚,太冲脉衰,天癸竭,地道不通,故形坏而无子"。肾气平均的"肾"字,指生殖方面,《灵枢·本神》曰:"故生之来谓之精,两精相搏谓之神。"人有肾之精,肾藏五脏六腑之精,"肾者主水,受五脏六腑之精而藏之",人生来则有肾精,也称真精,是天乙真水、天一真精,"人始生,先成精,精成而后脑髓生"。肾先成于胚胎,这是先天。肾气充盛后,生理功能发生变化,期限就是 49 岁。

"丈夫八岁肾气实",男子少阴是七,七是奇数,八是偶数,七是少男,八是少女,七八是阴阳和,是阴阳一对一待,韶子说:"对待者数,流行者气",阴阳必须统一,所以七是少阳,八是少阴,少女配少男,阴及阳,阳和阴,阴阳结合。若是男子七岁正当和,男子本就是七岁,再加阳数七,就是孤阴不生,独阳不长。所以男子八岁,肾气实,身体长成,肌肉齐全。男子八岁"肾气实,发长齿更"。二八 16 岁,"肾气盛,天癸至,精气溢泻,阴阳和,故能有子",古时候男子 16 岁,天癸充足,青春期发生,与女子结婚生育,"阴阳和"指男女交配,使精气足,阴阳和,才能生育,三八,肾气平均,筋骨强硬,故真牙生。三八 24 岁正是壮年,筋骨硬强,

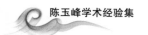

真牙生,指牙齿长齐。四八32岁,筋骨隆盛,肌肉壮满。五八40岁肾气衰,女子30岁面衰,男子40岁衰老,头发脱落,牙齿松动枯槁。六八48岁,颜面衰老,阳明脉衰于上,面焦,发鬓斑白。七八56岁,肝气衰,筋不能动,都是衰老的迹象。"八八,天癸竭,精少,肾气衰,形体皆极,则齿发去",指男子64岁,生数衰竭不能生育。64岁至70岁男子仍然可以生育,是由于"阳常有余,阴常不足"。"肾者主水,受五脏六腑之精而藏之,故五脏盛,乃能泻,今五脏皆衰,筋骨解堕,天癸尽矣,故发鬓白,身体重,行步不正,而无子耳"。为什么阳常有余?在自然界方面,以日月为例,日为阳,月为阴,月亮属于阴,必须借日光发亮,这是由于阴始终不足,星球、月球、日球,日球比月球更亮,这就是阳常有余。在人体方面,男属阳,女属阴,女人有妇科伤血、有多生多产导致的胎产经漏,而男子只有精血,故女子阴常不足,男子比女子身体强健。五脏六腑藏精于肾,肾藏精,"生之来谓之精,两精相搏谓之神",人秉先天真气而生,先天真气就是父母真气,生来就有,借水谷滋养后天之气,这是"生于先天,成于后天",病理方面也同理。

四、阳常有余,阴常不足

"有其年已老,而有子者,何也?此天寿过度,气脉常通,而肾气有余也。此虽有子,男子不过八八,女子不过尽七七,而天地之精气皆竭矣。夫道者年皆百岁,而有子乎?岐伯曰:夫天道者能却老而全形……"意思是人60岁也能生育,但生下的孩子寿数不能超过64岁,生男不能过64岁,生女不能过49岁,这都是唯心论。但有此生数,男子八八天癸竭,女子七七月经断绝,在临证中也可验证。这是生理方面的"阳常有余,阴常不足"。

在病理方面也是"阳常有余，阴常不足"。张景岳说："阳常不足，阴常有余"，朱丹溪说："阳常有余，阴常不足"，这合乎我们的生理，也合乎治疗。朱丹溪所说的阴指肾阴，张景岳所言"阳常不足"，指阳气不足，也是正确的思想，但与朱丹溪所说不同。例如给女子治病言其亏血，给男子治病言其肾阴不足，肾虚不能涵木。张景岳所说阴常不足，男子指肾阴、肾精，女子指阴血不足。张景岳说："女人有余于气，不足于血。""有余"，是阳常有余，男、女有余于气，气属阳，"不足于血"，血属阴，阴不足。有余气是指疾病和邪气，喜、怒、忧、思、悲、恐、惊，都属七情之气。古代女人受压迫，易怒，情绪不舒，食少纳呆，加之劳累、胎产经漏，故而伤血最多。所以女人有余于气，不足于血，这就是"阳常有余"。女人大多脱血，故阴常不足。男子有余，余是欲火，属阳有余，不足于精。男子多是欲火盛，火有余，久则精虚。

以前的虚弱证，即肾虚，也称虚劳，男子虚劳、结核，后期性欲很强，面红，但肾精虚耗，这是虚阳外亢，是性欲症，所以虚劳病要戒房事，以保存肾精。伤精，也是伤阴，"阳常有余"就是欲火有余，阴精不足，在养生防治方面很重要。现在的女子不受气，但以前女性常有郁怒，面黄肌瘦，导致血少，所以以前很多女性患肝血劳，现代已不多见，这是社会的发展，文明的进步。女性阴血不足，男子伤精肾虚，头痛，眼花，乏力，精神不振，就是精不足。男子多为肾虚，女人多为脱血，这是张景岳对临床的总结。

为什么女子亏血，男子伤精？女人血不足、脱血，因为"怒动于心，肝阳而起"。"怒动于心"，是喜、怒、忧、思、悲、恐、惊中的怒，生气心中不畅，引起肝阳上亢，肝阳指肝气。因为心主思维，

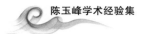

心为木之子,善怒则子病及母,心属火,引起肝火,肝阳起而上升,肝又藏血,肝火消耗阴液津血,所以说:"有余于气,不足于火。""欲念方明,肾精精废","欲"并非行男女之事,而是指心中欲动,就会影响肾脏,肾精精废,所以浮躁。

为什么男子多肾虚滑精、遗精?肾虚遗精患者有人做梦,有人无梦,甚者动则滑精。动欲念就是阳盛,总是有火。"欲"指性欲,动欲念,则肾脏不安,消耗肾阴,并非生理限制。如张景岳说"醉以入房",不入房也会消耗肾精,所以养生方面要"惜气存精,少思寡欲"。"少思寡欲",欲望、欲火必须克制,男子养生不能克制欲火,就会养一分,耗二分,入不抵出。这就是朱丹溪所言"阳常有余,阴常不足"。"欲念方明",是阳常有余,兴致勃勃,结果导致肾精消耗,日久变作肝血劳证,就是肾虚、痨病,肺结核、肺痨都与之有关,这也是"阳常有余"。男子许多疾病都生于欲火、邪火,如"壮火食气",在治疗方面很重要。治疗女子疾病,首先养血;治疗男子疾病,通常采用固肾阴、补肾养精的治疗原则。我们学习古人的知识,应用于临床。例如女子 49 岁不生育,男子 64 岁不生育,是因为阴不足,阳有余。总结这些问题,就能明白"法于阴阳,和于术数"的道理。

五、小结

养生方面,着重于个人,就是"恬憺虚无,真气从之,精神内守,病安从来"。养生之道,就是保健身体,应该做到没有邪思妄念,清心寡欲,惜气存精。若不清心寡欲,则是"欲念方明,肾精精废",不交合亦遗精,临床就有案例。欲火盛是阳有余,治疗用黄柏、知母,大消肾火。第一篇讲人之养生,使人身体强健,正气充足,在养生方面,必须注意回避虚邪贼风,例如热天吹北风,很凉爽,但不知回避,虚邪贼风就会致病,所以在养生方面要躲避外感,也就是六淫之邪,不正之风。王冰说:"邪乘虚入,谓虚邪。窃害中和,谓贼风",虚邪贼风最伤人真气,所以内要养正气,使"正气内存,邪不可干",外要避免虚邪贼风,"精神内守,病安从来",这样才能保持身体健康。

上古之人知养生之道,起居有节,饮食有常,不妄作劳,不做无益的事,上古之人正常劳动,不知疲倦,所以身体健康,就算不能活到一百岁,也能活到八九十岁。其实是古人懂得养生之道。上古之人也分智愚贤不肖,但都天真,淳朴,没有虚邪妄念,才合于养生之道,能活百岁。现在的人半百衰老,因为违反了养生之道,"以酒为浆,以妄为常,醉以入房,逆于生乐",成年人不知"存精惜气",保养身体,"以酒为浆",嗜酒如喝糖水,"以妄为劳",通宵游戏,起居无常,只吃精良的食物,饮食无节,贪恋物欲,物欲必邪。古人则是"其民故曰朴",安于工作,热爱工作,不知劳倦,各随所愿,只有淳朴的天性、性格,没有邪思妄念,所以饮食方面"美其食,任其服"。饮食不论粗粮、细粮、蔬菜、果肉,只要精、约、干净。"任其服",是穿衣不管粗布、绫罗,只要洁净。人情方面,不分高低贵贱,不羡慕、不歧视。这样的人,不论在什么样的社会和环境中,都能身体健康,心情安顺。心情坦然,不做坏事,所以心安不惧。最后是物欲,"嗜欲不能劳其目,淫邪不能惑其心",总结了品质好的物质,和个人嗜好,古人都不在乎。淫邪,或性生活方面有正气,这就是故民曰朴,古代的人有天真之性,只有朴实、纯洁,才能懂养生之道,身体健康,百岁而终。归根结底就是少思寡欲,存精养神,去掉一切邪思杂念。这一段讲养生,就算不谈养生和延年益寿,也只有健康身体,才能更好地劳动工作,这是原则的问题。合乎古人的养生条件,就可以身体

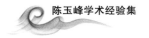

健康。

女子二七，天癸至，人由肾精先天之气而生，肾为藏精之本，先天之根。生、幼、壮、老、已，是指由出生、幼年、壮年到老年的生长规律，是因为先天、后天的精气，先天精气就是"天真"，必须保养天真之气。天真之气就是天癸，真气是天一真气，是人的元气、真气，不是天癸。与女子七七，男子八八一同讲，这就是"法于阴阳，和于术数"，名为法于阴阳，阴阳者，天地之道也，阴阳就是天地。

常是天数和地数，天是奇数，1、3、5、7、9 为阳，地是偶数，2、4、6、8、10 为阴，这就是天地之数，合人体生数。五行是天地阴阳之气化生而来，所以天一生水，天三生木，天五生土，地二生火，地四生金。一三五二四，共有五个数。天一生水，天三生木，天五生土，这是三个天生数。1、3、5 是九，老阳之数九。地二生火，地四生金，二四是六，是偶数，地属阴，是老阴之数六。老阳之数九，老阴之数六，《易经》中说，有老则有少，老阳之数九，所以少阳之数七，老阴之数六，少阴之数八。六和八是阴数，是女子的生数。九和七是阳数，是男子的生数。女子到成长时候，由七配，八数近七，一个少阴配一个少阳，就是少女配少男，达到阴阳和。阴阳对立才有世界，这就是"一对一待，流行者气，对待者数"。少阴之数八配少阳之数七，这是少阴少阳，阴阳和。六和八本是生数，六八 48 岁，再加人出生本年一岁，六八 48 岁加 1 岁就是 49 岁，49 岁阴数结，是女人的生数，所以女人 49 岁就不能生育，这就是七损八益，阴阳之道，尽管不生孩子，六七十岁还是年轻健康。

男子少阳七数，男子八岁肾气盛，是阴阳谐和。男子七数要配少阴的八数，这是少男配少女。男子的生数是 64 岁，七九 63

岁,加本来一岁就是 64 岁,男子的生数结。这一段是生长过程,归根结底是肾受五脏六腑之精藏。"肾主水",就是肾藏精,肾水就是肾阴。人"生之来谓之精",皆由先天之精,阴阳谐和而生的,也称为肾水。肾受五脏六腑之精而藏之,精足而化生万物。限度至 64 岁而生育停止。人的衰老是循序渐进的,有许多阶段。在健康方面,古人平均寿命是 80~90 岁。这是古人根据临床实践经验总结归纳出的规律。

这是《素问·上古天真论》中的根本问题。一个是保养真气,身体健康,寿命可以达到 90 岁。第二个,生幼壮老是一个生理过程,女子由 7 岁到 49 岁,男子由 8 岁到 64 岁,生育不影响健康和寿命。女子 49 岁不生育,还是一样的健康,这是古人总结的规律,今人古为今用、采精撷华、去伪存真。古人就归纳出阴阳和术数,《素问·阴阳离合论》曰:"阴阳者,数之可十,推之可百,数之可千,推之可万,万之大不可胜数,然其要其一也",要知道阴阳就必须知道数,数归根到底就是一阴一阳,万事万物都有对立面。换而言之,有男就有女,有阴就有阳,数就是由阴阳数推演而来,继而耦合。古人通过长年累月的临床经验归纳出数,所以知道女子 49 岁就不能生育的规律。

"阳常有余,阴常不足"和"阴常不足,阳常有余"在临证中十分常见。张景岳说,女子"有余于气,不足于血",男子"有余不足于精""怒动于心,肝阳而起""欲念方明,肾精精废"。例如一些年轻人读小说,结果精神不清,这就是"欲念方明",指人不懂养生的知识,不能自控,不能"精神内守,真气从之"。少气存精,就是惜气存精,少思寡欲,要掌握古人养生的方法,即其民曰朴,淳实,天真,没有邪思妄念。我们必须掌握如何保留真气,不伤其精。女子要掌握如何少脱血,少伤血。

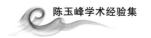

第四节　陈玉峰讲《灵枢·本神》

《灵枢·本神》论述人体的精、神、魂、魄、心、意、志、思、智、虑,七情太过会伤及五脏,从而形成各种疾病病变,因此在诊治疾病时,应依据病人的神志不同变化,施以相应的治法。本篇的开始说:"凡刺之法,先必本于神",所以这篇叫《本神》。

一、神的重要性

《黄帝内经》原文的体裁大多是问答,古人研究学术的方式是有人提出问题,有人回答,《黄帝内经》是黄帝问、岐伯答。《灵枢·本神》:"黄帝问于岐伯曰:凡刺之法,先必本于神。血、脉、营、气、精、神,此五脏之所藏也。至其淫泆,离藏则精失,魂魄飞扬,志意恍乱,智虑去身者,何因而然乎? 天之罪与? 人之过乎? 何谓德、气、生、精、神、魂、魄、心、意、志、思、智、虑? 请问其故。"五脏能藏精神气血魂魄,这一篇主要就说五脏所藏的精神,正常和失常的病变。五脏所藏是心藏神、肝藏魂、肺藏魄、脾藏意、肾藏志。五脏所主在《素问·宣明五气》,是心主脉、肝主筋、脾主肌肉、肺主皮毛、肾主骨。

何为"凡刺之法,必先本于神"? 临床接诊治疗一个患者,须得看他的精神状态是否正常。五脏正常健康,精神魂魄意志就能正常,机体就正常。所以中医学把意识思想七情都放到五脏里,五脏正常,则所有精神意志都很充沛,这是正常状态。失去正常则"魂魄飞扬,志意恍乱,智虑去身",发生病变。为什么病变? "至其淫泆,离藏则精失",正常情况下五脏能藏精、神、魂、魄、意、志、思、虑，失常则发生病变，就在于"淫泆"二字。"淫泆"二字，狭义是水流出不好收拾，在精神来说是精神放荡不羁，不知道养生，简单来说是在身体养生保健方面不知道注意，生活没有规律，《灵枢·本神》篇在养身保健方面叙述很多。《素问·上古天真论》说起居有常，饮食有节，不妄作劳，这三句话对于健康身体作用巨大。饮食有节，吃饭要按时，不能好的多吃、不好的少吃；"饮食自倍，肠胃乃伤"，食物吃多了伤肠胃，吃少了营养不够；"起居有常"，起居要有固定的时间。最重要的一点在"不妄作劳"，劳动是人本身的一种动力，正常的劳动使人身体健康，过于正常的劳动就会损伤人体。有劳有逸是正常的劳动，有人成宿喝酒打牌，下象棋，不睡觉，这就叫妄劳，妄劳是最要紧的。任情放荡、淫泆过度、起居无节、饮食无常，以酒为浆，这样一来，日久耗散其真，伤其正气，就形成淫泆失常，"淫泆"就是精神放荡不收，导致内脏脏器衰竭。

二、神的产生过程

"何谓德气生精、神、魂、魄、心、意、志、思、智、虑？请问其故。""岐伯答曰：天之在我者德也，地之在我者气也。德流气薄而生者也。故生之来谓之精，两精相搏谓之神。"这一段讲述自然界如何化生万物，人的生命从何而来。万物是天地阴阳气化所生，"天之在我者德也，地之在我者气也"，这就是天地阴阳之气。何为"德"？《易经》有两句话："一阴一阳之谓道""天地之大德曰生"。"天地之大德曰生"就是天之在我者德也。"一阴一阳之谓道"，"道"指自然规律，春生夏长秋收冬藏，春温夏热秋凉冬寒，有自然的规律就能很好地生出万物。"德流气薄而生者也"，"薄"为交合之意，阴阳二气交合。地有湿气，经过日光蒸发，上

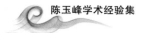

升变成云，云再由天气影响变成雨，云行雨施，阴阳升降而化万物。中医学一般将人体与自然界联系起来，人是自然界生物之一，与自然界气候息息相关，所以在中医学说，病因也好，治疗也好，往往联系到自然。病因有外因、内因，外因是自然气候、六淫之邪，内因是七情，把这两者都掌握住，人便没有疾病。

"故生之来谓之精"，《灵枢·经脉》说："人始生，先成精，精成而脑髓生。"人的出生主要是因为"精"。精在人体内有两种，有先天父母之精，主生殖生育，有后天水谷之精。人靠先天父母之精而生，出生后需要饮食长大，就是后天水谷之精，精是一个有形的物质。

两精相搏谓之神，何为神，神代表思想意识活动，《灵枢·天年》曰："血气已和，营卫已通，五脏已成，神气舍心，魂魄毕具，乃成为人""失神者死，得神者生也"。人始生，先成精，精成而脑髓生，因为肾主于脑，故肾生于人之前，两精相合形成，血气已和，营卫已通，五脏也已生成，神气舍在心脏，精神魂魄毕具，这就成了人体。神气舍心，故得神则生，失神则死。古人认为心藏神，现代认为人的思维不在心，而在大脑，这并不矛盾。临床中对于心有两个说法，有血肉之心，是实质的心，可以运行血脉；还有神明之心，"心者，君主之官，神明出焉"，此处神明就指神，心藏神指大脑。徐灵胎说："脑为元神之府"，清代王清任说"人的记忆不在心而在脑"，可见后世中医学说发展进步。

心藏神等于肾藏神，心肾相交，水火相济，又肾主骨，骨生髓，脑为髓之海，髓属于肾，肾生髓，肾藏志。《素问·灵兰秘典论》中"肾者，作强之官，伎巧出焉"，肾脏健康，脑力充沛，则能发明创造。人能发明创造是因为脑，但须得心肾结合，才能形成技巧智慧。

中医学对神的看法，认为血气是有形的物质，精、神、意、志、思、虑、魂、魄是无形的功能，先有物质后有精神，神藏于心也好，藏于脑也好，没有完整的机体就没有神。精、神、意、志、魂、魄、思、虑都在五脏之所藏，心藏神，两精相搏，从而形成整个的人体。神思意志无形，但是符合人的机体功能作用，有形之体为用，无形之精神有体有用，五脏之为体，神志之为用，二者结合有体有用。

产生的神有何作用？人光有形体，没有神志，就像痴呆的人，什么用也没有。"两精相搏谓之神，随神往来者谓之魂，并精而出入者谓之魄"，这两个字——魂和魄，看似非常空洞，但人体离不了。人能产生神，一切的思想智力精神活动就都表现出来，这叫神。但能随着神很活跃的，这是魂，魂属阳，主动，像老师在讲台讲课，神的支配得有魂的依附，魂和神密切相关。"并精而出入者谓之魄"，"精"是物质，魂依着神，魄依着精，精是物质力量，人精气要足，魄力就足。魄有物质力量，人能支配一切工作，实际是魄的作用。魂和魄非常抽象，但是非常有作用。比如人做事有坚强的意志，就叫有魄力，什么叫有魄力，就是一件事情能发展能做好，还能完成到底。人身体上面，一魂一魄在活动，二者随着精神，在神的方面有魂，在精的方面有魄。这就叫"随神往来者谓之魂，并精而出入者谓之魄"。

"所以任物者谓之心，心有所忆谓之意，意之所存谓之志，因志而存变谓之思，因思而远慕谓之虑，因虑而处物谓之智，故智者之养生也，必顺四时而适寒暑，和喜怒而安居处，节阴阳而调刚柔。如是则僻邪不至，长生久视。""长生久视"就是不衰老的意思，"视"一般当活着讲，灵活的"活"，意思是长生久视不老。"所以任物者谓之心"，举一个例子，在工作方面，比如当医生的，

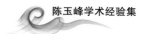

接诊一位患者,接触后心中先有一个概念:我一定要给他治。心想着给他治,这叫"意",心意的意思。还想给他治好,"意之所存谓之志",有此志向,志向是由心意来的。"因志而存变谓之思",接到一位重病患者,虽然愿意给他治好,但能不能治好,治好了会不会发生变化呢?这值得考虑,便是"思"。"因思而远慕谓之虑",正因为这样,由思再进一步,一旦发生病理变化得想方法救治,得有预备,不能临时发蒙,这叫"虑",深入的考虑。"因虑而处物谓之智",正因为考虑周到,这个病的变化也不会发生危险,这就是"智","智"是智慧。以上是完整的一套规律,这一套的规律就是由神而产生的。对事物有个初步的印象,一步一步地了解,由初步的感性到理性,由理性达到高潮,最后完整一个计划,便是神志思意虑,心藏神或者脑藏神都由这来,人若是失去这,机体就没用了。《本神》篇这一段说明的就是这样的问题。我们日常的工作生活都离不了心意志思虑智,我们接触一切的事物,不只是治病,做别的计划或者完成一个工作,都应有计划方针,归根到底都是神的主宰,由神发挥。

三、古人的养生原则

"故智者之养生也",所以对于人的养生及身体健康,《素问·上古天真论》有"智者察同,愚者察异",智即智慧,人得有生活常识,使得身体健康不得疾病,明白养生之道的人就叫智者。"必顺四时而适寒暑",这是人与自然的关系,在正常养生方面,不能不注意自然的气候,正常气候是春温夏热秋凉冬寒,有时候反常,春天应温反凉,夏天应热反寒,秋天应凉反热,冬天应寒反温,叫作四时不正之气。遇到正常之气人很舒适,遇到不正常之气人得被动适应环境。所以《素问·上古天真论》又说:"虚邪贼风，避之有时"，人在防御外邪，维持身体健康必须注意天时。虚邪贼风指天热了却刮西北风，看似很凉快，其实一不注意马上就中暑气。窃害中和，损伤元气，所以叫贼风。四时不正之气，如果不知道回避它，便不能顺应四时，就会得病，智者明白养生之道便能适应四时。很简单，天冷添衣服，出门戴帽子，天热就少穿，在屋里通风透气，这样就不会得病，这叫适应自然，是外因方面。

内因是"和喜怒而安居处"，精神必须要舒畅，不要总是怒气不息，人们常说"笑一笑十年少"，都是有道理的。神、魂、意、志是五脏产生的，心藏神、肝藏魂，精神愉快，内脏就安定，精神发生异常过分变化就影响五脏正常。

明白养生之道的人，外能适应自然，内能少生气上火。"节阴阳而调刚柔"，阴阳在人体就是气血，善怒就是刚，性情柔和就叫柔。不可常生气，也别太柔弱，太柔弱易被欺负，太刚强别人惧怕，得刚柔相济才合适，这就是阴阳协调，这样人才不会生病。做到这样，则僻邪不至，长生久视。

智者，明白养生之道的人，外能顺应四时，内使七情正常，不太过也不过伤，如此一般的不正之邪气就没有了，所以能"长生久视"，身体健康长寿。我80岁了，有人觉得老中医真能活，问有没有养生之道，其实没有养生之道，就是不生气，不太发怒，但也不软弱，能调节精神，焕发充沛，自然就好了。精神舒畅，饮食节制，这样身体肯定好。

四、情志过极伤五脏

"是故怵惕思虑者则伤神，神伤则恐惧流淫而不止。因悲哀动中者，竭绝而失生。喜乐者，神惮散而不藏。忧愁者，气闭塞而不行。盛怒者,迷惑而不治。恐惧者,神荡惮而不收。"这一段接上文智虑,上文"天之在我者德也,地之在我者气也"讲述人是怎么来的,如何变成一个完整的机体,"心有所忆谓之意",讲了功能,下一段开始讲病变。这一段便是七情不节而伤神,影响五脏的病变。喜、怒、忧、思、悲、恐、惊,七情不节则伤神,神伤就影响五脏,因为五脏藏神、心藏神、肝藏魂,魂魄意志完全由五脏产生的,七情不节就易怒上火,或者忧愁,愁而饮食不思,人就消瘦。"怵惕思虑","怵惕"就是精神不安,惊慌不安。人如果总感觉害怕,总思虑,就会伤神。心藏神,神伤则恐惧流淫而不止。比如,一个人生病,到医院去,医生说这病不好治,不是癌,比如重病肾炎、尿毒症、肝炎等,一个是这病本身影响身体,另一个是查出来病重后患者心里有负担,就导致精神不振。神色总蹙眉不振,害怕恐惧,这就是神的作用。或者做了亏心事,怕被诽谤,精神也不安恐惧,抑郁症也是如此。思虑恐惧的形成归根结底就是情志不正常。"神伤则恐惧流淫而不止",面上总显出来忧忧不乐精神不振,这是思虑伤神,神伤就容易形成精神不振。"因悲哀动中者,竭绝而失生",是说害怕恐惧,人若总是悲伤哭泣,就失去乐趣。当然新社会人们都心情舒畅,古时候人受压迫,尤其女人,常受气,哀哭,食不下咽,悲伤哀痛就会影响到内脏。"动中",这个"中"就是五脏,心藏神,肺藏魄,总这样动摇不已,魂魄受伤,五脏也受损。"竭绝"就是脏腑衰竭,人焦虑过度悲伤过度,脏腑就形成衰竭,脏腑衰竭而失生,"失生"就是预后不好。"喜乐者,神惮散而不收",过于喜、过于乐则伤心气,过于乐则精神涣散不收,失去力量。比如平时很有力量的人,与他闹着玩,咯叽他,一笑就没有了力量,因为一笑就心气涣散,这就叫"喜乐者,神惮散而不藏",都属于太过,笑也要有度。"忧愁者,气闭塞而不行"，脾主忧思，人总思虑忧愁不已，心情不舒畅，会影响胃气，"气闭塞而不行"就是中焦脾胃不行，饮食不和，四肢倦怠，这是忧愁之人常有的毛病，食欲不佳，不吃饭也不感觉饿，吃饭也没食欲，慢慢身体就坏了。"盛怒者，迷惑而不治"，频繁生气上火，人的精神就会混乱，"治"是治理，"不治"指什么事都干不好，总生气的人精神不集中，无法办成一件事情，"迷惑"是没有目标，人的精神要正常，做什么都有条有理，发怒的情况下好事也给办坏了。"恐惧者，神荡惮而不收"，何为恐惧，孔子有句话："君子坦荡荡，小人长戚戚。"好人总是心情舒畅，不害怕因为没做亏心事；行为不正或是精神不集中的人，有点事就恐惧。精神衰弱就害怕恐惧，气足力壮就什么也不害怕。"恐惧"总的来说就是精神不振，虚弱，形成恐惧心理。"神荡惮而不收"，是说精神一点也不集中，"惮散"一般指畏惧，见到事不敢出头露面。这一段说的是七情不节、太过，伤及脏器，影响了魂魄意志，发生疾病。

　　"心怵惕思虑则伤神，神伤则恐惧自失，破䐃脱肉。"这段原文是说七情不节而影响内脏，内脏损伤而影响魂魄，即七情喜怒忧思惊伤魂魄。"心怵惕思虑则伤神，神伤则恐惧自失，破䐃脱肉，毛悴色夭死于冬。"这是按照五脏来的，"毛悴色夭"就是颜面晦暗，人正常的颜面是光泽润滑，生病就色夭晦暗，颜面非常枯槁，这是内脏有病。"心藏神"，七情要是不节，总害怕思虑，就会伤神。"恐惧自失，破䐃脱肉"，在精神方面是"自失"，精神不正常，振作不起来，在身体上是"破䐃脱肉"，"破䐃"一般指肉厚的地方，小腿腿肚子这种大肉的地方都脱陷了，五脏受伤，大肉脱陷，一般都是逆证，日久肌肉消瘦、有褥疮的也属于"破"，病到这个程度，预后很不好。怵惕思虑不仅伤神，还能影响心脏、身体，影响到破䐃脱肉，大肉脱陷，颜色枯槁，死于冬，这是古人的说法。古人认为此病由心脏而发,心属火,旺于夏,冬天水旺,在五行来说,患有这种疾病的一般到冬天危险,因为冬天水盛,水克火。其实不然,有此类说法,但不绝对,我们学习古典文学就应该取其精华,去其糟粕,去伪存真,唯心不真实的我们就不要。古人生克制化虽准但不是那么确切,理论方面我们要知道,但不是绝对的。

"脾忧愁而不解则伤意,意伤则悗乱,四肢不举,毛悴色夭死于春。""悗"读作"闷",当闷来讲,郁闷的"闷"。脾为什么忧愁不已?因为脾藏意,即人的意思,人忧愁不解则伤意,意伤则悗乱,四肢不举。忧愁不解则脾意受伤,脾意伤闷乱,心中不舒畅。四肢不举因为脾主肌肉、脾主四肢,人忧愁不解饮食不佳,脾不能运化,没有营养,四肢就没有力量,人饿两三天不吃就起不来了,水谷是人体后天的精微,是最要紧的。忧愁不解则伤,脾主四肢则四肢不举,颜面枯槁死于春。脾属土,肝属于木,木克土,春天木旺,所以死于春。

"肝,悲哀动中则伤魂,魂伤则狂忘不精,不精则不正,当人阴缩而挛筋,两胁骨不举,毛悴色夭,死于秋。"肝藏魂,魂受伤,就狂忘不精。刚才说"随神往来谓之魂",我们一切的生理活动都是神魂的关系,须得有这个精神,伤了魂就没有这个精神了,就形成"狂忘不精"。东西记不住,讲话语无伦次,就是"忘"。"精"就是精明,不是物质的精,伤魂则失去精明,意识混乱,不精则不正,一切没有了规律。

"肺,喜乐无极则伤魄,魄力伤则狂,狂者意不存人",意不存人是指丢魂少魄,人伤肺气伤就会这样,仍属于七情不解,过于喜乐伤魄。"皮革焦",伤魄,肺藏魄,肺主皮毛,导致皮糙肉瘦,皮肤粗糙失去润泽。"颜色枯槁,死于夏",夏天属火,肺属金,正好火克金。

"肾，盛怒而不止则伤志"，"盛怒"就是总好生气，"志伤则喜忘其前言，腰脊不可以俛仰屈伸，毛悴色夭，死于季夏。""俛"字此处念"俯"，意思是低头、直不起腰，人若是恐惧不止则伤志，属于肾脏，因为肾主恐，肾藏志，"志伤则喜忘其前言"，即健忘，昨日之事今日就忘。学习东西更不用说，肾藏志，志伤则肾脏衰竭，精气不充脑力减弱，就记不住。肾主骨，骨生髓，髓通于脑，脑为髓之海，所以徐灵胎说"脑为元神之府"很有道理。人记忆力不好，说明脑有问题，聪明说明脑子灵活，不说心好使是因为还是脑的问题。脑的原动力在肾脏，在精，精气足，人的脑力就足，精气衰就没有记忆力。伤肾就是"志伤则喜忘其前言""腰脊不可以俛仰"，腰为肾之府，肾脏受伤，腰无法直起，必须躺着，或直起腰就疼痛。人正常情况下能俯仰屈伸，伤志后就不行，表现在躯体方面不能直腰也不能屈伸自然。"毛悴色夭，死于季夏"，季夏是六月，六月在五行来说属土，肾属水，六月土旺，土克水，就死于季夏。何为季夏，古书有孟仲季，夏有盛夏有季夏。过去线装书写 1982 年 9 月，"9 月"不写"九月"，秋天写季秋、仲秋，都按农历算，这是常识，必须得知道。季节按照孟仲季三个季节，孟是正、四、七、十月，春天二三月写孟春，不写三月，二、五、八、十一为仲，五月在夏就是仲夏，古时写仲夏季节就是五月，季是三、六、九、十二，季夏就是六月。六月属土，春属木，立夏属火，长夏是土，立秋属金，冬天属于水，春天属木，到五月立夏以后属于盛夏，六月以后属于季夏，季夏属土，所以季夏土旺。六月土旺，肾脏有病到这个时候不好，因为肾脏属水，土克水。

以上是五脏不节、七情太过，影响了什么发生了病变。"恐惧而不解则伤精，精伤则骨酸痿厥，精时自下。是故五脏主藏精

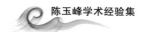

者也,不可伤,伤则失守而阴虚;阴虚则无气,无气则死矣。故用针者,观察病人之态,以知精神魂魄之存亡,得失之意,五脏已伤,针不可治也。"这一段就是总结,五脏藏精神魂魄,五脏藏精,恐惧而不解则伤精。五脏藏精神,精神血液都在五脏,单指就是肾藏精。我们在临床见的"恐惧不解则伤精,精伤则骨酸痿厥"都是肾脏病。恐惧不解则伤肾,因为肾藏精,精伤则骨酸痿厥,不包括麻痹病,有的病腰酸腿软,痿厥,厥即凉,四肢冰凉,腿痿废不用,这些症状常见。肾虚的人往往是腰酸腿软、腿发凉的症状。"精时自下",肾为封藏之本,肾虚不能固精,"精时自下"在男子就有肾虚滑精遗精,这病便是肾虚的关系。"故五脏主藏精者也,不可伤",这单指肾脏,肾藏精,精伤则病。"骨酸痿厥",痿就是腿痿废不用,发凉,腰骨软,时常遗精。"五脏藏精不可伤,伤则失守而阴虚,阴虚则无气",这个阴虚一般指肾阴虚,伤精指伤肾阴,肾阴虚则无气,阴虚阳气就衰。阴虚无气,气属阳,血属阴,精伤则阳气少,精伤则无气,无气则死,气血衰竭精气惮散,这病就是极度的阴虚证。此病常见,过去叫肾痨、痨病,积损成痨。归根结底,就是原文讲的"淫洪伤精",生活不规律,以酒为浆,以妄为常,形成这个病。"阴虚则无气,无气则死",这两句话是说气血精衰竭则预后极差。所以我们用针或者药物治疗,必须观察患者的形态,精神魂魄是不是正常,得失之意,五脏已伤,五脏皆伤,针不可治,非但针,也没其他办法。以上这一段就是七情太过而伤五脏,五脏损伤影响了魂魄意志紊乱,形成精神不振,同时影响了机体,机体即根本,机体损伤则人不能活。

五、五脏藏精、藏神、虚实证候表现

"肝藏血,血舍魂,肝气虚则恐,实则怒。脾藏营,营舍意,脾气虚则四肢不用，五脏不安，实则腹胀，经溲不利。心藏脉，脉舍神，心气虚则悲，实则笑不休。肺藏气，气舍魄，肺气虚则鼻塞不利，少气，实则喘喝，胸盈仰息。肾藏精，精舍志，肾气虚则厥，实则胀。五脏不安。必审五脏之病形，以知其气之虚实，谨而调之。"这一段是说五脏所藏的营血精气以及魂魄的虚实病变的关系。

"肝藏血，血舍魂"，这也是讲五脏，"舍"是附着的意思，魂附着在肝脏的血液之中，"血舍魂"就是魂的依据依赖在血。魂是没有形的东西，但血有形，有形的物质它能暗藏无形的功能。魂得依肝血的营养才能发挥正常的作用，这是正常现象。"肝气虚则恐，实则怒"，五脏发病不是虚就是实，肝气虚则恐惧。在临证方面，脉弦细无力，颜面如晦沉，懒行，不爱活动，这是肝气虚的现象。这个病在治疗方面就得养肝，养肝就得补肾，养肝汤补肾，因为肝虚，虚则补其母，肾是肝之母。肝虚的人脉象无力，颜面晦沉，有的眼花，因为肝开窍于目，有的头晕。用药常用杞菊地黄丸，因为杞菊地黄丸补肾，肾气足则养肝，滋水涵木，这病不多见，一般精气虚者易得此病。肝实则怒，肝志怒，肝脏有病则易怒，烦躁不安，肝经有火容易心烦躁。肝气实就是邪气实，实则怒，"邪气盛则实，精气夺则虚"。肝气太盛，脉见弦大有力，两胁胀满，治疗一般用疏肝理气。这是肝脏虚实的关系，一般肝气实者居多。"虚实"就是"邪气盛则实，精气夺则虚"。人好生气，怒气伤肝，就是邪气，导致肝病，此病属实，治疗以疏肝理气。

脾藏营，营舍意，营就是营血，因为脾主统血，失血用归脾汤，脾能摄血，脾藏营血，脾还藏意，意舍营，人的意识得由脾的营血来营养，这是正常情况。"脾气虚则四肢不用，五脏不安，实则腹胀，经溲不利。"脾主四肢，脾虚一般就是饮食不节、忧思太过,伤脾则饮食不振,胃阳不佳,就导致四肢不举,因为脾主四肢,四肢倦怠,五脏不安。脾为中州,肝、心、肺、肾的营养完全由脾来供给。脾胃为水谷之海,五脏都由脾胃来营养,脾气虚使得五脏不安,肝、肾、心、肺都不安,因为失去了营养。脾为后天之本,"实则腹胀,经溲不利",脾气实就邪气盛,总好生气,吃东西不消化,郁滞而胀满。"经溲不利",脾主运化运行,脾气呆滞不能运行水液,导致大小便不通畅。脾主运输运行,脾病则不爱动弹,脾健康就会饮食增加、人有力。

"心藏脉,脉舍神",心主脉,心藏神,神依赖心脏。"心气虚则悲,实则笑不休",心气虚则不快乐。心气实,实是邪气盛,好生气,抑郁,嘻笑不休,就是精神病。"心气虚则悲",没有力量,则养心。"实则笑不休",傻笑,意识不正常,则镇静安神,或是清热。

"肺藏气,气舍魄,肺气虚,则鼻塞不利,少气;实则喘喝,胸盈仰息。"因为肺藏气,肺藏魄,魄是人活动的力量,气足则魄壮。魄依赖肺气,肺气虚则鼻塞不利。肺窍开于鼻,肺气虚则呼吸困难,少气,肺脏有病表现为气不够使,肺气虚。"肺气实则喘喝,胸盈仰息",实指邪气实。肺脏有热,或是受邪感冒,喘得厉害,就邪气盛,症状为发出"喝喝喝"的喘声,盈胸、仰息。这就是"诸气膹郁,皆属于肺",治以清热宣肺,这病常见。"精气夺则虚"而少气,邪气盛则实,此处虚实在"本脏"里面,气血衰弱就形成虚证,不论内外因,引起的病变就叫实证。肺气虚,少气,治疗一般用补中益气汤,肺气实用泻肺汤。

"肾藏精,精舍志,肾气虚则厥,实则胀,五脏不安。必审五脏之病形,以知其气之虚实,谨而调之也。""肾藏精"是本脏,精舍志,肾藏志,人的志向得依着肾脏的精气,肾脏精气足,志向就能聪明,脑力就充足。"肾藏精,精舍志",志依着精。"肾气虚则厥","厥"一般是厥逆,厥指冷,四肢厥凉。"肾气虚则厥",肾阳虚则四肢凉,治肾病都用金匮肾气丸,金匮肾气丸是肾病的主药,因为有附子、肉桂,可以温养肾阴,保持肾阳,肾阳足则不凉,凉即肾阳虚。"肾气虚则厥",肾阳衰,精气少,一般表现为腰腿痛,四肢凉,这很常见,就是金匮肾气丸证。"实则胀",实指邪气,过于寒冷潮湿、湿气太盛则会有利于形成肾病,"胀"指肾病消水无力,腹胀、浮肿,可从肿来看,肾病大都肿胀,因为肾邪太盛,水气不利、水道不通,蓄水而形成肿胀。"五脏不安",中医是个整体,一脏有病,会间接影响到其他脏器,肾脏有病就影响肝,因为肾为肝之母,母病及子。肾阳虚则有病,最后眼花耳聋,因为肾窍开于耳,肝窍开于目。这个整体联系不是空联系,都是由实践得来的。肾虚日久,头晕眼花,是肝窍肝经的病,不光治肝,还要补肾,补肾养肝则能痊愈。在治疗时"必审五脏之病形,以知其气之虚实,谨而调之也",必须看五脏是否正常,有没有病邪发变。看五脏是否正常,就能知道五脏气之虚实,以此再进行治疗。"邪气盛则实,精气夺则虚""精不足者补之以味""神不足者,调之以气"。七情太过,精神失常,精神发生变化,由此变化形成五脏不安,由五脏又分虚实,我们在治疗上必须审察五脏是否安定,病情有什么变化,由虚实可看出哪一脏病变,都是何情况。"谨而调之""谨守病机,无失气宜","谨"就是谨守病机,"调"就是治理。在治疗方面我们必须谨守病机,无失气宜。治病要根据病理机制,治疗得当,虚则补,实则泻,若是不能掌握病机,病虚用泻药,病实用补药,虚其虚,实其实,必然治不好病。谨慎根据精神意志思虑进行一个整体完整的、详密的诊断,治疗才不会出错。

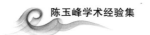

《灵枢·本神》这一段总体讲述精和神在体内如何产生,精和神在体内跟五脏有什么关系,又有何影响。七情正常则五脏安定,一切都好。七情失调不解则影响五脏,五脏损伤影响精神意志,一切都不安。最后,临证必须审察以上这些情形,"谨守病机,无失气宜",不要失掉了治疗的机会,需掌握、明白以上的理论,没有理论,则不能掌握病机。

第五节　陈玉峰讲《灵枢·营卫生会》

"夜半而阴陇为重阴,故太阴主内,太阳主外,各行二十五度分为昼夜。夜半为阴陇,夜半后而为阴衰,平旦阴尽而阳受气矣。日中为阳陇,日西而阳衰,日入阳尽而阴受气矣。夜半而大会,万民皆卧,命曰合阴。平旦阴尽而阳受气。如是无已,与天地同纪"。这一段主要说明营卫的生理和营卫的功能作用,营卫如何生,何为营气,何为卫气,营卫在运行方面起到何种作用。

一、营卫的生成

"黄帝问于岐伯曰:人焉受气? 阴阳焉会? 何气为营? 何气为卫? 营安从生? 卫于焉会? 老壮不同气,阴阳异位,愿闻其会。"黄帝问岐伯,人的精气如何接受,从哪里来? 即人焉受气。阴阳二气当初是对立的,何而为阳? 何而为阴? 阴阳二气如何会合? 这是阴阳焉会,营卫就是阴阳。何气为营? 何为营气? 何为卫气? 营从何处生? 卫气何时与营气相会? 老壮不同气是说老年和壮年的气有衰有盛,少年气盛,老年气衰。阴阳异位是指对于阴阳来说阳行于昼,阴行于夜,昼夜之间阴阳本是不相止。"愿闻其会",如何相会到一起呢?有何不同?岐伯解释"人受气于谷",人的精气是由水谷津液所化生的,这是中医最基础的理论。血者,水谷之精,完全由脾胃化生,脾胃易伤,水谷则不能生,所以治疗后天之本脾很重要。人的精气完全是水谷津液化生的,化生到胃,因为胃是水谷之海,饮食到胃之后,精微物质腐熟消化,精气上升到肺脏,肺脏宣化气雾,肺为相傅之官,治节出焉,它能治理传布,由肺传到五脏六腑,皆以受气。"五脏六腑皆以受气",指五脏六腑皆受水谷的精气,即水谷之精气变成津液气血,能营养五脏灌溉六腑。水谷之精气分为两种,有清有浊,水谷之清气化成营,浊气化为卫。营气运行在脉中,大动脉的运行就是营气在内,卫气运行在脉外,"阴阳异位"指营卫循行道路不同。卫在脉外,营周不休,五十而复大会,阴阳相贯,如环无端。营卫在体内的运行不一样,营气行于内,属阴分,卫气属阳行于外,营卫的运行昼夜各五十次,卫气昼行于阳二十五度,夜行于阴二十五度,营气也是如此,昼行二十五度,夜行二十五度,随着卫气。"五十而复大会"就是营卫会合,营卫的会合必须在夜半子时,大会就是营卫会合。运行就是"阴阳相贯,如环无端",阴阳就是营卫,营卫的运行互相协调,互相为引。"如环无端"即循环不止,此循环不是循环论,而是规律,昼夜每日如此,是自然的规律。正是这样营藏于里,才形成一个人体内正常的生理状态功能。

营者阴血,卫为阳气,这是气和血的问题,血液循环在脉中进行,叫营,血液中最好的东西叫营,也可以叫气。单以"营"来说,营是运营、运转,在体内活动,人体内到处都有血,在脉管内的血与普通的血不同,营在脉管内大量流动,周营运转,所以叫营。营是血者最精华的东西,因其功用专在脉管内运行而叫营,所以营者为阴血,血者精专者叫营。何为卫气?从清浊来看,原文有"清者为营,浊者为卫",卫气为浊气,浊指卫气的特性,称为悍气。何为悍气?何为柔和之气?从五谷来说,高粱、谷子可酿酒,酒劲猛烈;芝麻、大豆可榨油,都是五谷,但这两种产物不一样,性质也绝不相同。酒就是悍气,猛烈,油就是柔和。人食五谷以后到体内所化生的不同,营养也不一样。悍气等于水谷者猛烈之气,柔和者等于水谷者柔和之气。在人的饮食方面有五菜、五果、五谷、五肉,在《神农本草经》里这些都是药。我们的饮食中,五谷、五菜、五果这些就能治慢性病。风邪刚在体表,没治好,再进一步到气分,气分不好就到营分,由营分到血,《温病条辨》的营卫气血是指生成的部位,传经的部位,就等于伤寒的表里。我们说的营卫是运行的工具,是营卫在体内发挥的生理作用。以上这一节概括地说了营卫的生理。

二、营卫的功能

先说营气,《灵枢·营气》篇说:"营气之道,内谷为宝",营气主要是水谷之精气所生成的,水谷在体内最宝贵,所以说"内谷为宝"。"谷入于胃,以传于肺",水谷到胃里经过消化吸收传到肺脏,"游溢于中布散于外",在体内游溢到五脏六腑,此处说营气营养运行的功能。"精专者行于经隧,常营无已,终而复始","精专"指满身都是血液,为了血的精华,营气行到脉管之中,"经隧"就是脉管,"隧"就是隧道,水管。营气行在脉管中就像水在水管里,"终而复始",运行不能终止,一旦终止就会生病。《灵枢·邪客》说:"营气者,泌其津液,注之于脉,化以为血,以荣四末,内注五脏六腑",这更进一步。营气是水谷精微所化,营气

"注之于脉"，到脉管内，"中焦受气，取汁变化为赤，是谓血"，水谷精微到了脾胃以后，经过转化，最后变成血，这个血就是营，"注之于脉，化以为血，以荣四末"，四末就是四肢，外通于四肢，内注于五脏六腑，归根结底还是营血在内的关系。

再看卫气的功能，《灵枢·本藏》中说："卫气者，所以温分肉，充皮肤，肥腠理，司开合者也"，这一段在辨证方面，对卫气的认识最为重要。卫气正常慓悍滑疾，能温分肉。卫气行于三阳经，在体表，从人的肌肉处能感到温和。有病者手发凉，健康者手温暖，这就是卫气的作用。肌肉得到卫气温暖，得到营气滋润，所以肌肉温和，这就叫"温分肉"。"充皮肤"，皮肤得到卫气的营养，自然就润泽柔和，有病者皮肤发燥发干，健康者皮肤润泽，触诊须看这个，如有病的人皮肤生斑、肌肤甲错，便是营卫不和所导致。"温分肉，充皮肤，肥腠理，司开合"，腠理就是肌腠之间。中医病理叫腠理，常见的概念为肌腠，皮里肉外之间的空隙处，《金匮要略》里说："腠者，是三焦通会元真之处，气血营行之所"，腠是上焦、下焦的空隙处，三焦上焦、下焦、中焦的元真之气都在腠理运行。理者，泛指肌肤之纹理也，腠理的理就是肉的纹理，肌肉没有纹理则血不能走，气不能动，统一起来叫作腠理。腠理的作用就是三焦通会元真之处，气血营行之所。除了动脉、静脉，还有许多微小血管，都在腠理之间才能运行。所以说卫气可以肥腠理，肥指健康，卫气使得肌肤纹理健康，最后是司开合，这是卫气的功能。以上是《灵枢·本藏》篇所述，下面看《灵枢·邪客》篇。"卫气者，出其悍气之慓疾，而先行于四末分肉皮肤之间"，卫气不似营气柔和，慓疾滑利，先行四末，行于三阳经，由皮肤走到四肢，卫气在体内行走得快，不只在四肢还在皮肤，温分肉充皮肤，这是卫气的功能。

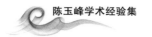

三、营卫的运行

卫气昼行于阳，夜行于阴，营气光行于阴不行于阳，因为营气不走三阳经，这是营卫的区别。卫气昼行于阳，夜行于三阴，白天走三阳经，到夜晚入足少阴肾经，从肾经出来内入五脏，由足少阴肾、手少阴心、手太阴肺、足厥阴肝、足太阴脾，在夜间卫气行五脏，到白天又恢复到足太阳膀胱，行三阳经。营卫的作用为一个安内，一个养外，一个营养内脏，一个保护体表，两者正常协调人就不会生病。治病写病志时，写"气血两虚、营卫失调"，气血也就是营卫，写营卫失调也行，气血两虚也行。所以《素问·阴阳应象大论》说："阴在内，阳之守也，阳在外，阴之使也"，正是此理。阴阳二气一个在内，一个在外，互相依偎，这就是营卫。以上就是营卫生理的作用。

下面专讲营卫运行。岐伯解答以上的问题：卫气如何运行？"卫气行于阳二十五度，行于阴二十五度，分为昼夜。"卫气白天行阳二十五，夜晚行阴二十五，二十五次合在一起就是五十个循环。血液循环就是在体内五十个大循环。"行于阴二十五度，行于阴二十五度，分为昼夜，故气至阳而起，至阴而止"，即卫气运行的起止点。卫气在白天起于目内眦足太阳膀胱经，为至阳而起，夜间入肾经到三阴经，为至阴而止。这两句话就是卫气的起点和终点，昼夜有阴阳气候不同，在运行方面卫气行于阳，"日中而阳陇为重阳，夜半而阴陇为重阴，故太阴主内，太阳主外，各行二十五度，分为昼夜"，昼夜气候不同，昼日属阳，日中即午时，夜半即子时，午时是中午十二点，子时是夜半十二点，为分界线。白天到日中而阳陇，"陇"即兴盛、高起、隆起，晌午阳气最盛，为重阳，阳中之阳。同是阳，唯有中午是阳中之阳，到下午即使天热也是阳中之阴，到半夜子时阴最盛，为重阴，阴中之阴。卫气也行在阴分，所以说"太阴主内、太阳主外"，"太阴主内"的"内"是营气，"太阳主外"的"外"指卫气，营气运行起于手太阴肺，运行到三阴，手太阴肺，手阳明大肠，足阳明胃，足太阴脾，手少阴心，手太阳小肠，足太阳膀胱，足少阴肾，手厥阴心包，手少阳三焦，足少阳胆，足厥阴肝，这就是营气行于三阴经的路程，起于肺，由肺按照十二经的运行，营气从太阴肺开始主内。"太阳主外"，白天足太阳起于目内眦，由足太阳膀胱，手阳明大肠，足阳明胃，手少阳三焦，足少阳胆，三阳经行尽再进三阴经，"太阴主内"就是太阴营气行于内；太阳膀胱是诸身之表，膀胱经主于外，所以卫气运行于皮肤外，营卫运行如此分开，内为营气，外为卫气。正是营卫各行二十五度分为昼夜，一天一宿营卫都是二十五度运行。夜半为阴陇，夜半后为阴衰，平旦阴尽而阳受气矣，这就是循环。日中阳陇，日西阳衰，日入阳尽而阴气受矣，夜半而大会，夜半是子时，大会即卫气至夜半和营气于五脏会合，此时"万民皆卧，命曰合阴"，合阴即阴阳合，人此时正睡觉。"平旦阴尽而阳受气，如是无已，与天地同纪"，循环不休不能停止，形同大自然昼夜不停的气候规律，在人体生理上营卫的规律也如此，卫气行于阳，营气行于阴。以上就是营卫运行的规律。

四、营卫的生成、功能、运行规律小结

以上是《灵枢·营卫生会》篇最主要的篇幅，第一是营卫的生理，第二是营卫的功能和作用，第三是营卫的运行。营卫在体内在病理上占很大比重，其余可了解。营气运行从何处开始？手太阴肺起于中焦，由肺，手阳明大肠、足阳明胃、足太阴脾到手少阴心，手太阳小肠、足太阳膀胱、足少阴肾，营卫十二经脉如此

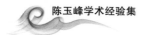

运行,足少阴肾接着手厥阴心包络、手少阳三焦、足少阳胆、足厥阴肝,此为营气运行的规律。十二经脉运行中要注意手三阴、足三阴,手三阴的经脉从五脏而走于手的规律。

十二经脉的运行,重点在于手三阳、足三阳都走表,手三阴经脉从脏走手,足三阴从足走腹。手太阴经中焦起,起于中焦胃,下络大肠循胃口,上膈属肺从于肺,横出腋下。足三阴经从足走胸腹。足厥阴肝起于足大趾,由足大趾到腹,手三阴、足三阴都走内脏,这是太阴主内,手三阳从手走头,手阳明大肠起于次指内侧商阳穴,小肠起于四指。足三阳从头走足,内脏路线短,前后快慢归根结底都是五次循环。手三阴经脉从内脏到手,从手再开始到足三阳,足三阴必须从足走到腹,从腹部再有阳经来接,阴阳接替有一个规律。

再说卫气运行。卫气运行先从足太阳膀胱经开始,睛明穴即目内眦,足太阳经膀胱之脉,目内眦上额交巅,支者从巅入耳,直者从巅入脑,太阳经脉先从目内眦始循项络脑。足三阳经从头走足,先从脑子起,足太阳经起于目内眦,入脑,足太阳膀胱、手太阳小肠、足少阳胆、手少阳三焦、足阳明胃、手阳明大肠,这三阳经都在体表。三阳经走完,到夜间就到三阴了,就在跷脉,跷为桥梁,足三阳夜晚入阴经,需通过跷脉才能走到三阴,三阴先从肾开始,卫气夜行到肾,由肾按五脏相克次序运行,平旦又到肾,卫气从这开始运行,每日五十循回,这就是营卫运行。

营卫如何能运行,归于气化的作用。气之慓悍者为卫为阳,气之柔和者为清为营,营卫运行靠气血互相协调形成一个血液循环,此运行没有休止。营卫气血有多大的力量使得血液循环五十周不止?气的关系还是营卫的关系?看《脉学·四言举要》

中，营卫运行说，人身的气如橐籥，橐籥即风箱，等于现在的鼓风机。拿锅炉来说，放上煤炭后，没鼓风机水也上不去，须得有风吹着。营者阴血，卫为阳气，归根结底是气和血的关系，"营行脉中，卫行脉外"，经脉运行是大动脉、大静脉运行，十二经脉运行都在此处。"脉不自行，随气而至"，脉在体内不能行动，此处脉指脉搏，在体内不能自己运动。营主血脉，血脉在体内自己不能行，必须有气，中医所说气无所不至。"随气而至"，气包括卫气、宗气、真气，人身的元气和宗气、卫气合在一起，鼓动使血得此气，随气而至，至是活动，至数。气为什么这么厉害？"气如橐籥，血如波澜"，元气也好、卫气也好，在体内如鼓风机，血如波澜，脉管内得到卫气温煦，血和流水一样，像暖气鼓动吹水向上，没有气鼓动，水就无法流动。气产生热量，卫气剽悍，热能温煦血，血得热沸腾。营卫运行的动力就在于气的温煦，血得热后像流水，血脉气息上下循环，营卫才形成一个在体内的五十周大循环。中医血液循环是有根据的，气和血有多大作用？体内没有血液循环如何生存？气息停止，脉搏也随之消失，归根结底还是卫气营血的作用。这部分解释到卫气营血运行，卫气的功能和营卫的作用。

五、营卫与睡眠的关系

"黄帝曰：老人之不夜瞑者，何气使然？少壮之人不昼瞑者，何气使然？岐伯答曰：壮者之气血盛，其肌肉滑，气道通，营卫之行不失其常，故昼精而夜瞑，老者之气血衰，其肌肉枯，气道涩，五脏之气相搏，其营气衰少而卫气内伐，故昼不精，夜不瞑。""瞑"就是闭上眼睛睡着。"昼精"就是精神，白天很精神。此处提出一个问题，老人为何晚上觉少，白天也不那么精神？年轻人

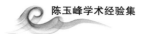

白天精神,晚上也能入睡,何气使然?岐伯解释:"壮者之气血盛,其肌肉滑,气道通,营卫之行不失其常,故昼精而夜瞑。"年轻人气血充盛,肌肉滑利,营卫正常,正常年轻人白天生龙活虎,夜间倒下就睡着,因为这是正常的规律。年轻人白天也睡,晚上也睡,白天睡得着晚上睡不着那是不正常。正常的情况下,年轻人气血充盛,肌肉滑利,营卫正常,所以白天精神,晚上也能睡觉。老人气血衰,肌肉枯槁,营卫不协调,白天也蔫头蔫脑,白天躺着,晚上睡不着,就是因为营卫不协调。人的营卫协调,气血就足,白天也精神,晚上睡得着觉。所以失眠的人,心肾不交,心气虚弱,就因为此,临床给年轻患者大多用天王补心丹、柏子养心丸,以调和气血,营养生气,很有效。老人为内者血气衰,外者营气弱,营血需先补救,血衰则气少,卫气总靠血以补充力量,营气也想以血充盈,但两者衔接不上,就叫心肾不交,夜晚睡不好,白天也没有精神。"昼不精"是没有精神,夜晚睡不着。现在年轻人失眠很常见,一般都用天王补心丹、柏子养心丸,但还必须调和营卫。营卫水谷之精气,都由胃生,必须调和胃气。一般治以天王补心丹,天王补心丹里酸枣仁、茯神、远志很重要,以温胆汤再加上这些药,效果更好,不单补心血,重点是调和营卫。温胆汤调和脾胃,胃气和则营卫协调,气血充足就睡得着觉。归脾汤效果尚可,若不好则以温胆汤大量用竹茹,因竹茹能清胃热,助长阴气,阴气盛,血足,就能睡得着觉。

六、营卫与三焦的关系

又问:"愿闻营卫之所行,从何道来?岐伯答曰:营出中焦,卫出下焦。"营气、卫气是从何处来的呢?运行是在何处发生的呢?岐伯回答:"营气出于中焦,卫气出于下焦"。"营气出于中焦"，手太阴肺起于中焦，"太阴主内"，营气就起于中焦，尤其中焦水谷之气化为营气，故营气出于中焦。那么"卫气出下焦"呢，张志聪说得好，张志聪即张隐庵，他说卫气需得出于上焦，我同意他的说法。张景岳认为，卫气属阳，阳气由下而上升，阳气上升，营气出于中焦，阴气主降，下降，等于地气上升为云，天气下降为雨，是阴阳的互相配合，他说"卫气出于下焦"是这个道理。其实"卫气出于上焦"，营卫借水谷精气所化生，营者水谷之精气，卫者水谷之悍气，两者都是中焦水谷运化产生出来的，即出于中焦的一个佐证。《灵枢·邪客》说："上焦开发，宣五谷味，熏肤、泽毛、若雾露之溉，是谓气"，上焦开发，宣五谷味是卫气，卫气还属于上焦。在杨上善的《太素》，孙思邈的《备急千金要方》，皇甫谧的《针灸甲乙经》中，卫气都在上焦。后世对《内经》"卫气出下焦"不敢改，但我认为卫气应出于上焦。上可以归于下，下可以归于上，卫气的出生便是从上焦。

　　"卫气出于下焦"什么道理？张景岳解释"卫出于下焦"，卫气的运行必须得有真气宗气的鼓动。营气运行借着肺气，借着宗气，何为宗气？"宗气积于胸中，出于喉咙，以贯心脉，而行呼吸"，这叫气海，在《灵枢·邪客》篇，营气宗气积在胸中，出于喉咙行于肺。营气运行从手太阴肺开始，借宗气之鼓励，之前说的"气如橐籥"也是宗气的问题。"卫气出于下焦"，也得有肾气、真气。何为真气？《灵枢·刺节真邪》云："真气者，所受于天，与谷气并而充身也"，真气所受于天就是先天精气，生之来谓之精，精成而后脑髓生，人出生由先天真气而生，必须要后天谷气并而充身。小孩降生就得吃奶，得有谷气，故真气是由先天的真气和后天的谷气合一起，真气处于下焦，真气再分就是肾阴肾阳，先天真气也叫元气，真气出于先天父母，并在中焦与水谷之气合在一

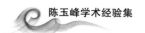

起,卫气的运行要借助真气鼓动运行,下焦的真气和元气能帮助卫气运行,"脉不自行,随气而至"也是根据此处而来。营气的运行,必定借助宗气的这两个途径。营气出于中焦,得借助宗气,宗气在心脏部位,叫上气海,"积于胸中,出于喉咙,以贯心脉,而行呼吸"。营卫不同,卫气出于上焦,营气出于中焦,但此处说卫气出于下焦,我认为出于下焦不对,可以改到上焦。营卫由中焦水谷气化而生,所以说卫气出于上焦,营气出于中焦。大概因为卫气借下焦真气,所以后世说卫气出于下焦,现代人不敢篡改,如今我就这么认识的,且有根据,并不是凭主观意识来认识。这一节讲营气出于中焦,卫气出于下焦,功用不同,阴阳异位。

七、三焦的部位与功能

"黄帝曰:愿闻三焦之所出。岐伯答曰:上焦出于胃上口,并咽以上,贯膈而布胸中,走腋,循太阴之分而行,还至阳明,上至舌,下足阳明,常与营俱行于阳二十五度,行于阴亦二十五度一周也。故五十度而复大会于手太阴矣。"三焦这个问题在中医方面争论很多,因为三焦在十二经脉之中,十二经就是五脏六腑了,三焦在十二脏属于什么地位?手厥阴心包络、手少阳三焦算一脏一腑,可实际说起来,手少阳三焦没有位置,没有这个脏器,只有经络循行部位,后世对于三究竟焦是哪个脏器很有争论。十二经脉有,手厥阴心包络算一个脏,手少阳三焦算一个腑,这符合十二经脉,也符合五脏六腑,后世对他的争论就很多了,《难经》和王叔和认为三焦有名而无形,三焦没有脏器。陈无择在《三因极一病证方论》中说,三焦就是脂膜,像油网似的,其实皆是臆想。《灵枢》说"密理厚皮者,三焦膀胱厚",人的肌肉紧凑皮膜厚，三焦就厚，密理就是肌腠，肌腠之间壮实、厚，三焦就厚；"粗理薄皮者，三焦薄"，肉皮非常松、粗糙，三焦就薄；"勇士者，三焦理横"，身体壮实的人三焦就健康，横就是健康；"怯士者，三焦理纵"，衰弱的人三焦就纵，没有力量，"纵"就是松弛。从这一段来看三焦还有物质，不然何以三焦厚、三焦薄。尽管这么说，还是没有指示三焦在哪里，所以后世争论很大，三焦在何处，是何物，还是暂作后世存疑，现在也没有定论。

　　三焦有何功能？"三焦者，决渎之官，水道出焉"，决渎就是河流，"三焦者，中渎之腑也"，中渎在人身上来说是水液运行的道路，人饮水后能排到膀胱得经过三焦的道路，三焦在体内是水液运行的一个道路。"三焦者，中渎之府也，水道出焉，属膀胱，是孤之府"，这出自《灵枢·本输》。三焦看起来功用就是通利水道，《灵枢·本输》和《素问·灵兰秘典论》里都是如此写的，但是在下焦的腑是膀胱。"膀胱者，州都之官，津液藏焉，气化则能出矣"，借肾脏相火熏蒸把尿排出体外，三焦下面就属于膀胱。"是孤之腑也"，三焦在体内是上中下最大的，李念莪说："三焦象同六合"，通上及下无所不包。三焦没有脏腑的配合，不管他有无形体，他的部位功用最大，所以叫孤。三焦在六腑里面也最大，没有和他配合的，所以叫孤腑。十二经里心与小肠，肺与大肠，脾与胃，肾与膀胱，肝与胆，都有匹配，三焦和手厥阴心包络相对，但心包络仅仅是心的外膜，保护心脏，不算一个大脏器，所以说三焦是孤腑。我们对三焦的认识就是通调水道上中下焦。

　　先从上焦开始，"黄帝曰：愿闻三焦之所出。岐伯答曰：上焦出于胃上口，并咽以上，贯膈而布胸中，走腋，循太阴之分而行，还至阳明，上至舌，下足阳明，常与营俱行于阳二十五度，行于阴亦二十五度一周也。故五十度而复大会于手太阴矣。"上焦一般是指肺脏，手太阴肺中焦起，手太阴肺起于中焦，十二经脉运行中肺气常和营气运行，宗气也聚胸中，所以说"上焦起于胃上口"，在脏腑来说就指肺。"上焦如雾"，此处是重点，《灵枢·决气》中说："上焦开发，宣五谷味，熏肤、充身、泽毛，若雾露之溉，是谓气。"这就是"上焦如雾"，完全指肺脏。饮食到胃，经过胃的吸收以后传到肺脏，因为肺为水之上源，能行水化气，肺气宣布那津液都运布到全身，就会雾露之溉，像雨灌溉和田。这是《灵枢·决气》篇的内容。再看"饮入于胃，游溢精气，上输于脾，脾气散精，上归于肺，通调水道，下输膀胱，水精四布，五经并行"，饮食到胃里，因为胃主腐熟，脾主运化，经胃的腐熟，游溢的精气上升到脾脏，经过脾的运化，好的东西上归于肺，到肺脏，必须经过肺的气化宣通，通调水道，下输膀胱。因为肺是水的上源，经过肺的宣布，肺为相傅之官，治节出焉，能治理调节人身上一切的生理，有条不紊。"通调水道，下输膀胱，水精四布，五经并行"，上焦如雾的实质，古人就是这么认识的。饮食经过脾的运化，由肺脏宣布津液，就和雨露灌溉脏腑一个样。根据原文"上焦开发，宣五谷味，熏肤、充身、泽毛，若雾露之溉"，饮食到了胃之后，五谷也好，五液也好，必须要经过肺气的肃降运化，何为熏肤、充身、泽毛？肺主卫气，卫气主皮肤，肺气足，皮肤就润泽，肌肉也健康，身上就像得到津液灌溉一样，非常健康。若雾露之溉，就是指气，即肺气、卫气，它在上焦，这就是上焦的作用"上焦如雾"。我们讲三焦，不管他有形无形，掌握住上焦是肺和心，它的作用能宣通气化，宣出的津液能灌溉五脏六腑。治疗也这样，比如肺气虚，好出汗，就予补气生津液的药，像生脉饮。为什么人出汗多便气弱口渴，病在肺，过汗就伤肺气。为什么有心脏？

宗气属于心脏，肺的呼吸得借着宗气。宗气积于胸中，出于喉咙，就是气管，以贯心脉，而行呼吸。肺气、宗气、卫气，都属于上焦。农田需要水来灌溉，人的身体得津液来滋养，津液的分布必须要通到肺脏，因为肺起于中焦，归于上焦，这就是上焦的功能和作用。

　　再看中焦，中焦如沤，单讲这个"沤"，指腐熟。胃属中焦，有腐熟水谷的作用，脾能运化。沤就像麻，农村将麻割下放在蒿子内，过一两个星期将其取出，麻就有腐熟的力量。沤，《诗经》上有"东池之水，可以沤麻"，沤就是腐熟，这指中焦胃。吃的硬东西到了胃里面就消化了，中焦胃便是腐熟。水谷到胃里腐熟以后，经到脾的运化，才生出津液、血脉，这都是中焦的功能。《灵枢·决气》说："中焦受气取汁，变化为赤，是谓血"，中焦受气是指胃受水谷之精气，水谷精气到胃腐熟以后，经过脾的运化到肺脏就能变成血。上面所说营卫，归根结底都是水谷精气所化。饮入于胃，能化生津液。五谷食气入胃如何？进入胃也是一样。"食气入胃，散精于肝，淫气于筋"，两者都说胃的作用、中焦的作用，"食气入胃，散精于肝，淫气于筋，食气入胃，浊气归心，淫精于脉"。胃腐熟水谷，刚才说饮入于胃，指饮水的时候，进到肺而能化成津液，胃脏的中焦作用不光只是水，五谷到胃里都要发生变化。"食气入胃"，饮食到胃以后，散精于肝，有一部分东西经过消化以后入肝脏。"淫气"，"淫"是滋养之意，能直接滋养肝脏养筋。肝主筋，"筋"指力量，有精力，骨健筋壮。人吃下食物以后，精微到肝脏能增加力量。有的饮食不只到肝脏，还到心脏，"食气入胃，浊气归心，淫精于脉"，又有饮食到胃，"浊"就是厚味的意思，不是淤浊的浊，指有营养厚味的东西，这些营养直接到心脏。"淫精于脉"，心主血脉，脉就是血脉，有些东西到心脏，能生出血脉,人要养血必须健脾胃就是这个道理。再看《灵枢·五隆津液别》说的,"五谷之津液,和合而为膏者,内渗入于骨空,补益脑髓",此处又进一步说胃的作用,五谷到胃发生的作用,养心,养肝,五谷的津液到体内以后,"和合而为膏者",此处"膏"指最精微的物质,五谷到体内有一部分合成最精微的物质,"内渗入于骨空,补益脑髓",能到骨髓,能补肾脏。五谷有补心脏者,有补肝脏者,还有能补肾脏,都得靠胃的力量。《黄帝内经》有"五谷为养",五果、五肉、五菜,都可以是药,比如补肾,芝麻、黑豆、核桃就能补肾、填精补髓。所以中医治疗必须按李东垣说的"理脾胃",脾胃为后天之本,肾为先天之源,中医治疗的大部分是慢性病患者,不是先天亏损,就是后天虚弱,治疗不是补肾就是健脾理胃。肾虚、脾胃虚弱、腰酸腿软、四肢无力、饮食倦怠,这些病常见。朱丹溪、钱乙、张景岳都主张补肾,用六味地黄汤,治疗虽对,但吃十服药也看不出效果。如果用李东垣的补中益气汤、香砂养胃汤,健脾理胃,能吃饭了,马上就有劲儿。因为饮食多,水谷精微物质有生,五谷化的精微能入肝、能入心、能入肾,脾胃不好的话,这些药怎么能吸收呢?故会治者,治疗慢性病必须得健脾理胃,"补先天不如益后天",补肾不如健脾,补肾效果慢,健脾快。脾胃和了能增加饮食,饮食多了就能生精微,养肝、养血、养心都有了。这就是中医最基本的理论,若无法掌握,临床治疗虽对,但是效果不高。所以李东垣重脾胃是中医最宝贵的经验。现在看名医蒲辅周,其方用二陈汤、六君子汤,就是调理脾胃,李东垣也如此,效果高,补肾的药比如八味地黄丸、六味地黄丸效果慢,这便是临床经验,学老中医便是要学临床经验。病如何走得快,治得慢,归根结底都在胃,所以说是"六经为川,肠胃为海""胃为水谷之海,谷化精微,气血生焉",补气补血用药,四君补气、四物补血,中间必须得有理脾和胃的药,中焦如果不理脾和胃,只放四君四物补气补血,效果不高。"上焦如雾,中焦如沤",何为沤? 中焦如沤就是指水泡,在自然界水泡能沤东西,积肥也这样,把青草放到泡里,之后就能变成肥,因为腐熟,人的饮食到胃里能沤能腐化,也是这个意思。

"黄帝曰:人有热饮食下胃,其气未定,汗则出,或出于面,或出于背,或出于半身,其不循卫气之道而出,何也? 岐伯曰:此外伤于风,内开腠理,毛蒸理泄,卫气走之,固不得循其道。此气慓悍滑疾,见开而出,故不得从其道,故命曰漏泄。"这一段说病名,漏泄。这个病不算严重。何为漏泄? 一般就是卫气虚,卫气能固护体表,能司开合,卫气正常,汗液才能开放汗出,天冷卫气密布,使不得外感。漏泄即出汗多,总的来说就是卫气虚。有人吃完饭就出汗,是常事,吃热饭就出汗,但一动就出汗,是两个问题。"其气未定"是何意? 饮食入于胃,必得经过消化,清者为营,浊者为卫,卫气行于皮肤,该出汗时出汗,不该出汗时不出。卫气在体内有循行的道路,有规律地行到三阳经,不能随便出。为何吃完饭就出汗? 或者一动就出汗? 因"其气未定",饮食到体内到胃的消化为什么出汗? 没经过水谷吸收汗从何而出? 一吃热饮食就出汗,一活动也出汗,身上有,或是面上,上半身都有(汗)。"其不循卫气之道而出",没按照卫气循行出汗,其实这个在临床很好解答,岐伯说这个问题有两个原因,有的受到感冒,到皮肤以后,感冒风邪化热,使得腠理卫气不和,也能出汗。人得了感冒,热气熏蒸,皮毛开了也能出汗。人吃热饮食,比如喝热粥、喝热汤,马上就出汗,是何原因? 受热后腠理开,卫气慓悍滑疾,卫气在体内不像营气那么柔和,比较快,汗孔一开它马上就出来了。这并非正常现象,而叫漏泄。正常人吃饭一般不好

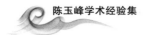

出汗,尤其年轻人,如果一吃饭就出汗,那说明卫气虚,容易感冒,最后形成气弱,此病不算重,但值得注意。易出汗叫漏汗,其实叫漏泄。这一段讲卫气在体内有其正常的规律,遇到外因就会失常,外因指吃热饭或者受点风气,影响卫气失调。出汗就是卫气虚,以补中益气丸治疗阳虚自汗有效。

下面到中焦,"黄帝曰:愿闻中焦之所出。岐伯答曰:中焦亦并胃中,出上焦之后,此所受气者,泌糟粕,蒸津液,化其精微,上注于肺脉,乃化而为血,以奉生身,莫贵于此,故独得行于经隧,命曰营气。"中焦受气,取汁变化为赤是谓血,中焦就是胃,胃的作用能受水谷之精气,"泌其糟粕","泌"在中焦常见,一般是滤过的意思,粗糙的东西到体内经过分泌,好的精微的东西被吸收,渣滓都排到体外。胃受水谷精微之气,泌其津液,把好的东西吸收以后,再到肺变化成血液。"以奉生身,莫贵于此",血脉的作用是养人,人身不能离气血,人身最宝贵的东西就是血。血从何处来?胃消化水谷而变成气血。"独得行于经隧,命曰营气",血中的精华走到脉管中,营行脉中,所以叫营气。"营气出于中焦"说的是血,"卫气出于上焦"指的是气,包括肺气、宗气、卫气。

八、营卫与血的关系

"黄帝曰:夫血之与气,异名同类,何谓也?岐伯答曰:营卫者,精气也。血者神气也。故血之与气,异名同类焉。故夺血者无汗,夺汗者无血。故人生有两死,而无两生。"这一段主要讲气血两虚,要注意夺汗夺血,没上过临床的很难理解。夺汗,汗可当成是气,症状表现为亡阳,也叫阳脱,亡阳即伤气,夺血即亡阴,亡阴即伤血,也叫阴脱。因为气属阳,血属阴。"血之与气,

异名同类,何谓也?"血和气两者互相偎依,气为血之帅,血为气
之母,"气如橐籥,血如波澜",血必须有阳气温煦辅助才能有活
力,没有气就失去了动力,气和血两者异名同类,互相偎依,互相
生存,两者相辅相成。岐伯答:"营卫者,精气也。血者,神气
也。"营者阴血,卫者阳气,血要放在神气上,因为血旺则神足,血
足则精神充沛,贫血或脱血的人精神就无法振作。血者神气也,
并非血就是神气,而是血中有神气。为什么说汗是气? 过汗亡
阳伤气,叫作阳脱,过下则亡阴伤血。在治疗方面,治感冒时气
虚的人不能发汗,对于贫血之人,治疗少用活血的药,这是平常
治疗的规律。"夺血者无汗,夺汗者无血",这两句话怎么体会
呢? 血和汗是一个问题,汗乃人之津液,血也是津液变化的,汗
和血是一体的。汗出多了血就少,津液少,血脱汗也没有,所以
说血汗是一回事。夺血是什么症状? "夺"就是消耗最厉害,抢
夺、劫夺,这个病一般在大出血之人常有,特别是妇女,妇女产后
大出血,或经漏经崩,在这期间发生血脱,症状是颜面如白纸,气
息奄奄,精神恍惚。夺汗,汗乃人之津液,过汗伤气,即亡阳伤气
阳脱。虚弱或年龄大的人,或经外感又经内耗,出汗多,偶尔发
病致大汗不止,四肢厥凉,六脉沉伏沉微,大汗不止,重点四肢厥
凉,六脉沉伏微。若两者并见,既脱汗又亡血,则非死不可,"有
两死,而无两生"。夺血即夺汗,血和汗是同类,重点是汗液与津
液同发出来,肺能输布津液,汗伤津液伤,肺也伤,所以"血之与
气"就是血和气的问题,再有下面这两句话:夺血夺汗有两死,
若是夺汗就伤血,夺血还伤血,那如何叫两死? 是汗当气来讲。
既夺血又伤气,两种并见,有两死而无两生。反过来,两种病只
见一种,便不是死症。《伤寒论》讲大汗以后,四肢厥凉,脉摸不
着,大汗不止,这都是常见的,叫阳气外越,也叫阳脱,夺气。其

实这个夺汗就是伤气，这个病以回阳救急汤加生脉饮，大量用人参、黄芪、麦冬、五味子，生脉饮加附子、肉桂，回阳救急汤、生脉饮合在一起专治阳脱，此病只见一种不会死。脱阴亡血的产后常有，产后大脱血，神昏颜面如白纸，不说话，或者崩漏也这样，妇女常见，问什么都精神恍惚，过去大量用独参汤，其实不需独参汤，就用当归养血汤、补中益气汤，大量用黄芪、人参、白术、当归，就能好。亡血伤血的，必须用参芪，当归养血汤养血，但亡血只用当归不行，四物汤必须加上四君子汤，因为气足也能生血，气为血之帅，反之，气虚的人只用四物汤不行。血虚补血，除了用补血药外，必须大量用参、术、芪，效果才好。曾经有一个省里老干部，基础疾病较多，身体虚弱，吸氧依然呼吸困难，抢救不过来，就把我找去了，我到那一看，患者大汗不止，四肢凉，摸不着脉，我说就用独参汤，没别的办法，有一个条件，要好山参、麦冬、五味子，加上附子、肉桂，就这几味药。山参一回用到五钱，我说你喝下去四肢不凉了，汗不出了就有希望，把药吃了大汗止住了，人缓过来，病好了。山参用二两多，那时候山参多少钱？十五元钱一钱！从药库拿的，就说中药的力量啊，就吃这就好了，汗也止住了，脉也上来了，也不喘了。好了 1 年，到 1977 年又得了感冒，而后死了。生脉饮回阳救急治疗阳脱，效果好。

　　我们再来看下焦，"黄帝曰：愿闻下焦之所出。岐伯答曰：下焦者，别回肠，注于膀胱，而渗入焉。故水谷者，常并居于胃中，成糟粕而俱下于大肠，而成下焦，渗而俱下，济泌别汁，循下焦而渗入膀胱。"这就是下焦的作用。"下焦如渎"，"渎"就是水道，总的来说下焦就是排水，排出废水。"下焦者，别回肠，注于膀胱"，胃下口为小肠，小肠下口是回肠，回肠下口是大肠。下焦就是胃下口小肠,经过小肠后到回肠,由回肠,注于膀胱,而渗入焉。《素问·灵兰秘典论》有:"小肠者,受盛之官,化物出焉。"下焦必须由胃通过小肠,回肠在小肠的下边。饮食入胃,然后到小肠,经过小肠的吸收,"化物"这个"化"就是变化,把精华的东西分泌别之,滤过好的东西分布到五脏六腑以营养,废的渣滓排到回肠,由回肠到大肠,废的水液下渗于膀胱,由膀胱排出。所以说"膀胱者,州都之官,津液藏焉,气化则能出矣",膀胱最远,在下焦,为州都之官,能藏津液,"气化则能出矣"。膀胱藏津液,需要经过肾的相火熏蒸,小便才能排出来。为什么老年人小便总尿不出来?因为相火虚,可用八味丸,金匮肾气丸也好,因为它能壮命门的火,命门火熏蒸使膀胱水热渗出而小便出。回肠向下的大肠呢?"大肠者,传导之官,变化出焉",大肠主传导作用,能传导五谷废的渣滓,这就是下焦的功能。回肠、膀胱,这都是在下焦,必须通过小肠出下焦后泌其津液化其精微,"济泌别汁",循下焦而渗入膀胱,"济泌别汁"就是小肠化物,营养的到脏腑,废物排大肠排膀胱。"小肠者,受盛之官,化物出焉"。"化物"这个"化"是变化、化育的意思,生化也归它。这是下焦的作用。

重点需掌握"上焦如雾,中焦如沤,下焦如渎"。上焦、中焦、下焦总体来是一个水道,都是水道出焉,即三焦的功用。"黄帝曰:人饮酒,酒亦入胃,谷未熟而小便独先下,何也? 岐伯答曰:酒者,熟谷之液也,其气悍以清,故后谷而入,先谷而液出焉。黄帝曰:善。余闻上焦如雾,中焦如沤,下焦如渎,此之谓也。"这就是对三焦的总结,这段放到后面就难理解,必须提出来作总结。营者水谷之精气也,卫者水谷之悍气也,为什么同是水谷津液,还有悍气,还有浊气呢? 因为五谷有不同,高粱谷子能出酒,酒入于胃能发热出汗。芝麻豆子能出油，油到体内就能运。此处说"人饮酒，酒亦入胃，谷未熟而小便独先下"，越能喝酒的人，易出汗、易排尿，喝酒都不会醉。喝酒时酒和饮食跟着菜一起入内，谷未熟而小便独先下，喝了酒未等吸收消化就排出汗和小便。

第三章
陈玉峰临床医案

一、喘证

赵某,女,51岁。

初诊:1962年6月。

主诉:气喘,咳嗽,发热,气虚无力,大汗不止。

病史:患者于1962年5月发热,体温在38.5℃上下,经历几次治疗,曾用泻白散、白虎汤、青霉素等治疗无效。就诊时症见咳嗽发热,体虚无力,心动过速,口渴汗出,气促不能平卧,大便溏,小便清长,舌苔薄白。

辨证:虚寒作喘。

治则:益气补虚,温中散寒。

处方:

人参12g　　麦冬20g　　五味子5g　　附子10g

肉桂10g

5剂。

二诊:1962年6月。

症状:患者服药后气喘明显改善,体温降至正常,精神状态转好,汗出已愈,大便正常。

处方:又复上方5剂。

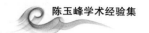

【按】 根据患者小便清冷,大便溏泄,舌苔薄白可判断此为虚寒之象,符合"诸病水液,澄澈清冷"之说,此时外在热象便为假象,故治疗时应选择温中散寒之品。

二、心痛

刘某,男,52岁,干部。

初诊:1974年11月。

主诉:胸膈满闷,抑郁不舒,心前区疼痛。

病史:患者自觉胸膈满闷不舒,情志抑郁,心前区疼痛如锥刺状或有压榨感,静则较轻,动则尤甚,经常便秘,性情急躁。曾在某医院被确诊为"冠心病,心绞痛型",脉沉弦而滑,舌质暗。

辨证:气滞血瘀。

治则:疏肝理气,活血化瘀。

处方:

当归 15 g	川芎 10 g	丹参 15 g	郁金 10 g
延胡索 10 g	香附 10 g	桃仁 10 g	红花 5 g
木香 3 g			

5剂。

二诊:1974年11月。

症状:自觉症状明显好转,服药期间无心绞痛发作,嘱其间断服药。

半年后随访,自觉症状本消失,偶有心绞痛发作,但很轻。

【按】 由于肝气素盛而善怒,肝藏血,肝郁则气滞,气滞则血瘀,肝为心之母,心主血脉,心受肝邪所扰,则营血运行迟滞,脉络瘀遏不畅,因而导致胸膈满闷、心区疼痛等症。

三、失眠

李某,女,39 岁。

初诊:1980 年 7 月。

主诉:失眠、心烦 2 月余,加重 1 周。

病史:患者 2 个月前无明显诱因出现失眠,入睡困难,心烦多梦,易醒,白天伴神疲乏力,头晕目眩,口干咽燥,大便干燥,舌红苔白腻,脉弦滑。

辨证:心脾两虚,虚热内扰。

治则:调和营卫,养阴清热。

处方:

法半夏 10 g	竹茹 30 g	酸枣仁 20 g	枳实 6 g
陈皮 9 g	茯神 15 g	炙甘草 6 g	远志 15 g

5 剂。

二诊:1980 年 7 月。

症状:患者自述用药后睡眠有所好转,夜间睡眠时间增加,但仍有入睡困难,易醒,白天神疲乏力,舌红苔白,脉弦滑。

处方:复上方 5 剂。

三诊:1980 年 8 月。

症状:患者自述睡眠情况明显好转,夜间醒来次数减少,睡眠时间增加,白天乏力症状减轻。

【按】 治疗失眠必须调和营卫,营卫为水谷之精气,由胃生,则必须调和胃气,由温胆汤加以天王补心丹中的酸枣仁、茯神、远志可以加大疗效,大量用竹茹以清胃热,助长阴气,阴气盛则血足,使人得以入睡。

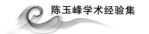
四、鼓胀

陈某,男,48岁,干部。

初诊: 1979年2月。

主诉: 右胁部胀痛1年,连及右背部。

病史: 患者于1978年开始自觉右胁部胀痛,连及右背部,头晕脘闷腹胀,纳少乏力,不能坚持工作,1979年1月曾住院治疗,诊断为早期肝硬化、脾功能亢进、门静脉高压症,建议做脾切除术,因本人不同意而出院。同年2月请陈氏诊治。自诉周身乏力,右胁部胀痛,脘闷腹胀,纳呆。查体:面色晦暗,形体消瘦,有肝掌及蜘蛛痣,舌质隐青,脉沉弦。超声波检查:肝较密微波,上界第五肋间,剑突下3 cm,脾肋下2.5 cm,体积4 cm×11.5 cm×4 cm。钡餐透视:食管中下段静脉曲张。血常规:白细胞$3.4×10^9/L$。

辨证: 气滞血瘀。

治则: 疏肝理气,活血化瘀。

处方:

当归15 g	青皮10 g	川芎10 g	柴胡5 g
枳壳10 g	香附10 g	木香5 g	郁金10 g
鳖甲20 g	生牡蛎20 g	桃仁10 g	麦芽15 g

14剂。

二诊: 1979年3月。

症状: 药后患者自觉症状几乎完全消失,生活质量提高。

处方:

当归15 g	党参10 g	川芎10 g	柴胡5 g
枳壳10 g	香附10 g	厚朴5 g	焦山楂10 g

鳖甲 20 g　　生牡蛎 20 g　　神曲 10 g　　麦芽 15 g

14 剂。

三诊：1979 年 9 月。

症状：食管静脉曲张减轻，脾肿大较前减少，肝功正常，白细胞增至 6.4×10^9/L。至今一般状态良好，坚持正常工作。

【按】　方中木香、郁金、香附疏肝理气，消除肝经郁滞；麦芽健脾和胃，培补后天之本；当归、川芎养血活血；枳壳宽胸利膈；柴胡升发少阳之气。药虽平常而配伍精当。疗效较高，陈氏治疗本证，注重疏肝理气与健脾和胃相结合，这既可消除胁肋胀痛、脘闷纳呆等肝郁克脾的症状，又可增进饮食、提高免疫功能，增强抗病能力，可达攻不伤正、补不恋邪之效。

五、中风

吴某，男，61 岁。

初诊：1978 年 8 月。

主诉：意识不清，半侧身体不能活动。

病史：1978 年 8 月某日晨起，家人发现患者未能起床，仍在深睡，唤之不醒，意识不清，即送医院，诊断为"脑血栓形成"。语言不清，右半身感觉消失，不能活动，口眼歪斜，住院治疗 20 余日基本脱离危险期，就诊时患者卧床，语言不清，易激动，流泪，右侧偏瘫，口眼歪斜，脉弦细而滑。患者既往性情急躁，血压偏高。

辨证：肝郁血瘀。

治则：理气活血，通经活络。

处方：

黄芪 50 g　　当归尾 15 g　　川芎 10 g　　桃仁 10 g

红花 10 g　　赤芍 10 g　　牛膝 15 g　　地龙 10 g

天麻 10 g　　　全蝎 3 g

3 剂。

二诊：1978 年 8 月。

症状：患者心情稍好，手、脚能够抬起，但仍语言不利，口眼歪斜，脉沉弦而滑。

处方：

黄芪 50 g	当归尾 15 g	川芎 10 g	桃仁 10 g
红花 10 g	赤芍 10 g	牛膝 15 g	地龙 10 g
天麻 10 g	全蝎 3 g	菖蒲 20 g	蝉蜕 15 g
胆南星 5 g	钩藤 15 g	僵蚕 10 g	白附子 5 g

5 剂。

三诊：1978 年 9 月。

症状：患者由家属搀扶可以行走，能发简单的音节，口眼歪斜大见好转。

处方：复上方 20 剂。

四诊：1978 年 10 月。

症状：患者拄拐可以自行散步，语言清楚，口眼歪斜基本恢复。自觉腰膝无力痿软，脉弦细而弱。

处方：

杜仲 25 g	龟甲 25 g	鸡血藤 15 g	黄芪 20 g
当尾 15 g	川芎 5 g	牛膝 15 g	木瓜 10 g
石斛 15 g	桃仁 10 g	赤芍 5 g	甘草 5 g

20 剂后，再改服健步虎潜丸 10 盒。

次年三月随访，患者生活完全自理，行走自如。

【按】　肝藏血，患者平素急躁易怒，怒则伤肝耗血，血运迟缓，脉络瘀阻不畅，故治疗时应养血活血，益气通经。

六、水肿

徐某,男,56 岁。

初诊:1979 年 12 月。

主诉:水肿 5 年余,加重 1 个月。

病史:患者 5 年前无明显诱因出现双下肢水肿,就诊于当地医院,诊断为慢性肾功能衰竭,西医治疗效果欠佳。1 个月前因受凉引起面部与四肢水肿加重,头晕乏力,面色苍白,纳可,寐安,小便有泡沫,大便干,舌质暗,苔白腻,脉沉细无力。

辨证:肺肾两虚,水湿内停。

治则:益气补肾,宣肺利水。

处方:

| 人参 10 g | 白术 10 g | 黄芪 20 g | 附子 10 g |
| 桂枝 5 g | 茯苓 15 g | 白芍 15 g | |

5 剂。

二诊:1979 年 12 月。

症状:颜面部水肿消失,下肢水肿缓解,脉沉细。

处方:继服 5 剂。

三诊:1980 年 1 月。

症状:患者精神好转,全身水肿减退,面色恢复红润,脉细。

【按】 大实有羸状,浑身水肿时万不可利水逐水,耗伤正气,必须益气补肾,以真武汤加大量人参、白术、黄芪,温肾理肺气。

七、再生障碍性贫血

【案 1】

冯某,男,39 岁。

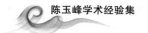

初诊：1961 年 11 月。

主诉：乏力 2 年余,加重 1 个月。

病史：患者 2 年前自觉乏力,头晕耳鸣,腰膝酸软,倦怠,纳呆,时而皮肤及牙龈有出血点,素体虚弱,易感冒。既往检查显示全血细胞减少,骨穿证明实属再生障碍性贫血,诊见:颜面苍白,舌质淡,脉沉细无力。

辨证：脾肾两虚。

治则：补脾益肾。

处方：

何首乌 20 g	熟地黄 20 g	山茱萸 25 g	枸杞子 25 g
当归 15 g	阿胶 10 g	人参 5 g	黄芪 25 g
白术 10 g	陈皮 10 g	鱼鳔 10 g	

5 剂。

二诊：1961 年 11 月。

症状：自觉症状明显好转,但食欲欠佳,舌淡苔薄,脉沉细。

处方：

何首乌 20 g	砂仁 10 g	山茱萸 25 g	枸杞子 25 g
当归 15 g	阿胶 10 g	人参 5 g	黄芪 25 g
白术 10 g	陈皮 10 g	鱼鳔 10 g	焦山楂 15 g
焦神曲 15 g	焦麦芽 15 g		

3 剂。

三诊：1961 年 12 月。

症状：自觉症状更加好转,食欲增加,面色苍白较前好转,舌淡苔薄白,脉细。查全血细胞均有增高。

处方：复上方 3 剂。

四诊：1961 年 12 月。

症状：时有牙出血，皮肤有出血点，舌质淡，苔薄，脉沉细。

处方：

茯苓 15 g　　远志 15 g　　酸枣仁 10 g　　藕节 20 g

龟甲 20 g　　焦栀子 10 g　　生地黄 15 g　　牡丹皮 15 g

生白芍 15 g

6 剂。

五诊：1962 年 2 月。

症状：牙出血基本控制，皮肤出血点大体消失，面色苍白明显好转，乏力症状减轻，舌淡苔白，脉细。

处方：改投初诊方。

连续随访 3 年，病状未见复发，尚能做一般轻微工作。

【按】 此证属于脾肾两虚型。由于妄劳过度则伤肾，肾伤则精髓枯竭，无以生血，血亏则颜面苍白，腰为肾之府，肾主骨，开窍于耳，肾虚则头晕耳鸣，腰膝痿软无力。饮食不节则伤脾，脾主肌肉，以营四末，脾气虚弱则四肢倦怠、饮食不振。脾虚不能统血，则血液妄行，溢于肌肤而出现瘀点或有齿龈出血等症。

【案 2】

姜某，女，32 岁。

初诊：1977 年 3 月。

主诉：头晕乏力 3 个月。

病史：近 3 个月来，颜面萎黄，头晕心悸，形瘦神疲，午后发热，失眠盗汗，时有鼻衄及牙龈出血，月经不调。曾在某医院确诊为再生障碍性贫血。舌干少苔，脉细数。

辨证：脾肾气虚，阴虚内热。

治则：滋肾养血，育阴潜阳，健脾益气。

处方：

龟甲 20 g	生地黄 15 g	知母 15 g	黄柏 5 g
玄参 15 g	山茱萸 15 g	沙参 15 g	阿胶 10 g
鹿胶 5 g	当归 15 g	白芍 15 g	黄精 15 g

10 剂。

二诊： 1977 年 3 月。

症状： 患者感觉良好，症状减轻，饮食稍差，舌淡苔薄，脉细数。

处方： 于上方加焦三仙各 10 g。

8 剂。

三诊： 1977 年 4 月。

症状： 自觉症状基本消失，西医各项化验检查均有好转。为巩固疗效，配"骨髓丸"常服。

处方：

金银花 50 g	连翘 50 g	穿心莲 25 g	鸡血藤 25 g
当归 25 g	黄精 30 g	大枣 50 g	龙眼 15 g
砂仁 15 g	熟地黄 50 g	何首乌 50 g	龟甲 25 g
阿胶 25 g	牛骨髓 100 g		

共熬成膏服之。

【按】 此病由于素体虚弱，或感外邪，邪气潜伏于体内，郁久化热，灼伤阴液，阴血不足则阳气偏盛，阳盛则阴虚，阴虚生内热，故有盗汗、失眠等症，治法应以滋骨养血，育阴潜阳。

八、阴虚发热

张某，男，24 岁。

初诊： 1963 年 6 月。

主诉： 感冒，高热数日不退。

病史：患者于1963年1月偶得感冒,高热数日不退。在某医院住院治疗,高热仍不退。曾诊断为"霍奇金淋巴瘤"。经多方治疗3个月,高热仍不缓解,午后尤甚,达39～40℃。面色萎黄晦暗,二目无光,骨瘦如柴,口渴喜冷饮,大便秘结,腹胀食少,舌绛而干无苔,脉细数而疾。

辨证：阴虚发热。

治则：滋阴清热,养血生津。

处方：

龟甲25 g	鳖甲15 g	当归30 g	生地黄15 g
白芍15 g	知母15 g	黄柏10 g	麦冬15 g
玄参15 g	青蒿10 g	秦艽15 g	地骨皮15 g
银柴胡10 g			

5剂。

二诊：1963年6月。

症状：服药后脉细数,午后发热稍减,不适感稍轻,午后发热大减,体温在37.5℃左右。

处方：又复上方5剂。

三诊：1963年7月。

症状：病情仍有反复,再诊其脉,细数无力。

处方：

龟甲25 g	鳖甲15 g	当归30 g	生地黄15 g
白芍15 g	知母15 g	黄柏10 g	麦冬15 g
玄参15 g	青蒿10 g	秦艽15 g	地骨皮15 g
银柴胡10 g	附子20 g	肉桂5 g	炮姜5 g

3剂。

四诊：1963年7月。

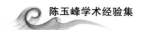
症状：体温基本降至正常范围，但觉口干舌燥。

处方：

龟甲 25 g	鳖甲 15 g	当归 30 g	生地黄 15 g
白芍 15 g	知母 15 g	黄柏 10 g	麦冬 15 g
玄参 15 g	青蒿 10 g	秦艽 15 g	地骨皮 15 g
银柴胡 10 g			

10 剂。

五诊： 1963 年 7 月。

症状：体温正常，体力逐渐恢复。随访 5 年仍未复发，后中断随访。

【按】 患者因感冒引起高热，未能治愈，致使邪气郁结不散，郁久化热，热邪劫灼营血，耗伤津液。其脉细主血少，疾主内热，阳盛则发热，热久耗精，则血液无所以生，于是形成阴虚发热之候。

九、经漏

【案 1】

韩某，女，38 岁。

初诊： 1972 年 9 月。

主诉： 经血淋漓不断半年余，伴有头晕气短。

病史： 经血淋漓不断半年余，伴有头晕气短，心悸，四肢无力，颜面苍白。舌淡无苔、脉沉细无力。

辨证： 肺虚脾弱。

治则： 益气理脾，和血固经。

处方：

| 党参 15 g | 黄芪 20 g | 白术 10 g | 茯苓 15 g |

当归 10 g　　炒槐花 20 g　　炒白芍 15 g　　炙海螵蛸 15 g

侧柏炭 15 g　　远志 10 g　　酸枣仁 10 g

4 剂。

二诊：1972 年 9 月。

症状：症状明显好转，经血流量已减其半，舌淡苔薄，脉沉细。

处方：

党参 15 g　　黄芪 20 g　　白术 10 g　　茯苓 15 g

当归 10 g　　炒槐花 20 g　　炒白芍 15 g　　炙海螵蛸 15 g

侧柏炭 15 g　　远志 10 g　　酸枣仁 10 g　　棕榈炭 15 g

地榆炭 15 g

5 剂。

三诊：1972 年 10 月。

症状：基本痊愈。

【按】　此症由于肺虚脾弱所致，肺气虚则提升无力，脾虚则统摄失职，于是血不归经，泛滥妄行，而致经漏之证，故按肺虚脾弱治之。方中党参、黄芪、白术益气理脾，茯苓、当归、远志、酸枣仁、炒槐花、炙海螵蛸、棕榈炭、侧柏炭养心安神固经。

【案 2】

张某，女，43 岁。

初诊：1973 年 4 月。

主诉：月经淋漓不断 1 年余。

病史：月经淋漓不断 1 年余，血色紫黑，心烦发热，腰酸无力，额面萎黄，脉细数。

辨证：肾阴不足，水不涵木。

治则：滋肾平肝，清热固经。

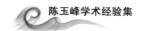

处方：

炙龟甲25 g　炒黄柏15 g　炒白芍20 g　炒香附10 g

炒黄芩15 g　炒椿皮25 g　炙海螵蛸20 g

3剂。

二诊：1973年4月。

症状：患者自觉症状明显好转，面色稍转红润，脉细数。

处方：原方继服5剂。

三诊：1979年5月。

诸症痊愈。

【按】　此证由于肾阴不足，水不涵木，致成肝阳亢盛，肝不藏血，则血热妄行，故治以滋肾平肝、清热固经之法。黄柏、龟甲、白芍滋肾平肝，黄芩、香附、椿皮、海螵蛸清热固经。

十、解颅

王某，男，5岁。

初诊：1968年9月。

主诉：不会走路，头囟塌陷，骨软无力。

病史：患者头颅增大，头皮光亮，面色㿠白，神情呆滞，身体瘦弱，目无光彩，对外界刺激反应较弱，少言懒动，手足无力，舌淡苔少，脉细弱。

辨证：先天不足，肾气亏虚。

治则：补肾益精。

处方：

熟地黄16 g　山茱萸8 g　山药8 g　茯苓6 g

泽泻6 g　牡丹皮6 g　龟甲10 g　牡蛎10 g

黄芪20 g

10 剂。

二诊：1968 年 10 月。

症状：患者服药后手足无力感明显改善，精神状态转好，喜动，食欲渐旺，呼有所应。

处方：又复上方 20 剂。

【按】《黄帝内经》言"坚者软之，脆者坚之"，"脆"指一点力量都没有，中医"五软"即为"脆者"，小儿到五六岁时囟门塌陷，且不会走路，此时需用益肾填精、坚筋壮骨的药，此为"脆者坚之"。

第四章
陈玉峰中医临床经典方药

第一节　内　科　疾　病

一、肺系疾病

1. 治风寒咳嗽方

【方药组成】　麻黄 10 g，杏仁 10 g，苏叶 7.5 g，前胡 20 g，橘红 10 g，半夏 10 g，枳壳 10 g，桔梗 10 g，甘草 5 g。

【适应证】　风寒咳嗽，吐白沫痰，鼻塞流涕或恶寒发热，身痛无汗，脉浮紧，苔薄白。

【功效】　解表散寒，宣肺止咳。

【用法及加减】　水煎服。脉数肺热者加黄芩 15 g；身热口渴而喘者加生桑皮 15 g、生石膏 20 g；风寒咳嗽慎用滋阴黏腻收敛之品。

【按语】　《素问·咳论》云："皮毛者，肺之合也，皮毛先受邪气，邪气以从其合也。"治疗风寒咳嗽，陈氏常用《医宗金鉴》中的加味华盖散加减，《医宗金鉴》言："风寒咳嗽频嚏涕，鼻塞声重唾痰涎，疏风参苏金沸散，散寒加味华盖痊。"方中麻黄宣肺化痰，解表发汗；杏仁、苏叶降气消痰，宣肺止咳；前胡降气化痰，散风清热;半夏燥湿化痰、降逆止呕;橘红、枳壳理气燥湿,桔梗宣肺祛痰、利咽;炙甘草调和诸药。共奏止咳平喘、宣肺化痰之功效。

2. 治风热咳嗽方

【方药组成】 桑白皮 15 g,黄芩 10 g,知母 10 g,川贝母 10 g,杏仁 10 g,瓜蒌仁 10 g,桔梗 10 g,麦冬 15 g,白前 10 g,款冬花 15 g,紫菀 15 g。

【适应证】 咳嗽吐痰,黏稠而黄,胸膈郁闷不畅,或咽干口渴,舌苔黄,脉滑数。

【功效】 清热润肺,化痰宁嗽。

【用法及加减】 水煎服。咳甚不止者可加罂粟壳 10 g。亦可使用成药:百合固金丸;咳嗽喘逆,可用二母宁嗽丸。

附方:苏子 15 g,橘红 15 g,黄芩 10 g,紫菀 15 g,杏仁 10 g,白前 20 g,款冬花 15 g,川贝母 15 g,桑白皮 10 g,瓜蒌仁 10 g,桔梗 10 g,枳壳 10 g。

【按语】 桑白皮入肺经,可清泻肺热、止咳平喘,《长沙药解》云:"桑白皮,味甘、涩、辛,微寒,入手太阴肺经。清金利水,敛肺止血。"黄芩可清热燥湿、泻火解毒,《雷公炮制药性解》提到:"黄芩,泻肺火,消痰利气,除风湿留热于肌表。"知母、麦冬入肺、胃经,可清热泻火、滋阴润燥,因肺为娇脏,风热易伤肺阴,知母、麦冬在清解肺热的过程中,可养肺阴、润肺燥,川贝母、杏仁、桔梗宣降肺气,止咳化痰;瓜蒌仁清热化痰,《雷公炮制药性解》云:"瓜蒌子主润肺下气,止痰嗽瘵。"桔梗可宣肺祛痰、利咽排脓,《雷公炮制药性解》云:"桔梗,入肺经。主肺热气奔,痰嗽鼻塞,清喉利膈,能载诸药入肺。"一宣一降,使肺气宣降有序;白前辛以宣散;紫菀、款冬花温润止咳。

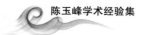

3. 治风寒哮喘方

【方药组成】 麻黄 10 g,杏仁 10 g,桑白皮 10 g,苏子 10 g,款冬花 10 g,白前 5 g,前胡 15 g,枳壳 10 g,桔梗 10 g,甘草 5 g。

【适应证】 喘急胸满,伴有咳嗽,吐痰稀薄,色白,苔白腻,脉浮弦而滑,或浮紧而数。

【功效】 散寒宣肺平喘。

【用法及加减】 水煎服。肺热脉数者加生石膏 15 g、黄芩 10 g；喘甚者加葶苈子 15 g。

【按语】 《灵枢·五邪》指出:"邪在肺,则病皮肤痛,寒热,上气喘,汗出,喘动肩背。"《景岳全书》云:"实喘者有邪,邪气实也；虚喘者无邪,元气虚也。"陈氏在治疗风寒哮喘中化裁麻黄汤,方中麻黄宣肺散寒解表；杏仁、甘草利气化痰；桑白皮入肺经,可清泻肺热、止咳平喘,《长沙药解》云:"桑白皮,味甘、涩、辛,微寒,入手太阴肺经。清金利水,敛肺止血。"苏子、前胡降逆平喘,前胡辛以宣散；款冬花温润止咳；枳壳入肺经,可理气宽中；桔梗可宣肺祛痰、利咽排脓,《雷公炮制药性解》云:"桔梗,入肺经。主肺热气奔,痰嗽鼻塞,清喉利膈,能载诸药入肺。"

4. 治肺肾两虚哮喘方

【方药组成】 人参 15 g,麦冬 20 g,五味子 5 g,山茱萸 25 g,茯苓 15 g,冬虫夏草 10 g,核桃 2 个,生百合 15 g,生牡蛎 10 g,白果 5 g,款冬花 10 g。

【适应证】 喘促气短,语言低微,吸气无力,动则喘甚,心悸多汗,舌质淡,脉沉细无力。

【功效】 益肺补肾,纳气平喘。

【用法及加减】　水煎服。喘甚气短加罂粟壳 10 g。

附方：人参蛤蚧散。方药如下：人参 15 g，蛤蚧一对，冬虫夏草 5 g，麦冬 25 g，川贝母 25 g，桑白皮 25 g，黄芩 15 g，杏仁 10 g，共为细面，每次 2.5～5 g。

【按语】　《丹溪心法·喘》云："有脾肾俱虚，体弱之人，皆能发喘。""治疗之法，当究其源。如感邪气则驱散之，气郁即调顺之，脾肾虚者温理之，又当于各类而求。"陈老在治疗肺肾两虚哮喘中应用生脉散和定喘汤合用，人参甘温，益元气，补肺气，生津液；麦冬甘寒，养阴清热，润肺生津；人参、麦冬合用，则益气养阴之功益彰。五味子酸温，敛肺止汗，生津止渴；山萸肉、冬虫夏草补益肺肾；茯苓健脾宁心、利水渗湿；核桃补肝肾、定喘咳；百合可养阴润肺、清心安神；牡蛎可收敛固涩；白果敛肺定喘；款冬花降气化痰、润肺止咳。

5. 治肺热喘嗽方

【方药组成】　桑白皮 15 g，黄芩 15 g，生石膏 20 g，杏仁 10 g，苏子 10 g，瓜蒌仁 10 g，白前 15 g，枳壳 10 g，甘草 10 g。

【适应证】　喘咳气逆，吐黄痰，痰黏稠，胸闷烦躁，或舌干口渴，喜饮冷水，苔黄腻，脉滑数。

【功效】　清热宣肺，化痰定喘。

【用法及加减】　水煎服。痰结喘甚加葶苈子 20 g、竹叶 3 g、海浮石 10 g；喉间有痰声哮鸣音者加射干 20 g、竹沥 15 g。

【按语】　《赤水玄珠》中提到："喘之原有六：有风寒伤肺而得者；有厚味伤脾，积痰上迫于肺，肺气为之不利而得者；有大病后，被克伐太过，伤其脾胃，而中气虚弱者；有火逼肺金，金为火侮而气不得下降者；有水肿之疾，水溢迫肺而喘者；有破体太早，肾未完固,而泄其真阴,以致肾虚不能纳气归原者。"其中,对于"肺气有余,火炎痰盛作喘"者,应用桑白皮汤治疗。陈氏在治疗肺热咳嗽中,化裁桑白皮汤,取桑白皮、黄芩、生石膏清泻肺热;杏仁、苏子、瓜蒌仁、白前降气化痰;加枳壳理气化痰,甘草清热解毒、化痰止咳。

6. 治肺痈(肺痛)方

【方药组成】 桔梗 15 g,杏仁 10 g,桑皮 15 g,川贝母 15 g,瓜蒌仁 10 g,金银花 25 g,薏苡仁 20 g,鱼腥草 15 g,苇茎 15 g,甘草 10 g,防己 10 g,生百合 15 g,冬瓜仁 15 g。

【适应证】 咳嗽胸痛,呼吸不利,吐痰腥臭,甚则咳吐脓血,苔黄腻,脉滑数。

【功效】 宣肺化痰,清肺解毒。

【用法及加减】 水煎服。气虚者加黄芪 25 g,大便秘结加大黄 5 g;口渴加天花粉、知母各 10 g。

治肺痈附方:蛤蚧一对,川贝母 25 g,桔梗 15 g。

用法:将蛤蚧用瓦片焙干与川贝母、桔梗共为细末,每服 2.5~5 g,早晚服。

【按语】 肺痈是指由于热毒瘀结于肺,以致肺叶生疮,肉败血腐,形成脓疡。《金匮要略》提到:"咳而胸满,振寒脉数,咽干不渴,时出浊唾腥臭,久久吐脓如米粥者,为肺痈。"《医宗金鉴》中提到:"如咳有微热,烦满胸中,甲错,脓欲成者,宜千金苇茎汤以吐之;若吐脓腥臭,形如米粥者,宜桔梗汤以排余脓。"而陈氏在治疗肺痈病时,将桔梗汤和苇茎汤合用,桔梗宣肺祛痰,排脓散结,为本方排脓之主药,用量宜大,《本草纲目》云:"桔梗治肺痈唾脓,用桔梗、甘草,取其苦辛清肺,甘温泻火,又能排脓血、补内漏也。"杏仁可降气止咳平喘；桑白皮入肺经，可清泻肺热、止咳平喘，《长沙药解》云："桑白皮，味甘、涩、辛，微寒，入手太阴肺经。清金利水，敛肺止血。"川贝母可清热润肺、止咳化痰、散结消痈；瓜蒌仁、薏苡仁、冬瓜仁化浊祛痰；鱼腥草清肺解毒排脓；苇茎清解肺热；金银花、甘草清热解毒；防己利水消肿，《长沙药解》云："泻经络之湿邪，逐脏腑之水气。"百合养阴润肺，《长沙药解》又云："百合，入手太阴肺经。凉金泻热，清肺除烦。"

二、心系疾病

1. 治心悸方

【方药组成】　人参 15 g，当归 15 g，川芎 10 g，茯苓 15 g，远志 15 g，麦冬 15 g，桂枝 5 g，阿胶 10 g，炙甘草 10 g，紫石英 15 g，陈皮 10 g。

【适应证】　心跳气短，胸闷不畅，或倦怠肢凉，心烦失眠，舌质淡，脉沉细而结。

【功效】　益气养血，镇静安神。

【用法及加减】　水煎服。若失眠加炒酸枣仁。

【按语】《丹溪心法·惊悸怔忡》中提出心悸当"责之虚与痰"的理论。心悸为本虚标实证，其本为气血不足，阴阳亏损，其标是气滞、血瘀、痰浊、水饮，临床表现多为虚实夹杂之证。心悸虚证由脏腑气血阴阳亏虚、心神失养所致者，治当补益气血，调理阴阳，以求气血调畅，阴平阳秘，并配合应用养心安神之品，促进脏腑功能的恢复。心悸实证常因于痰饮、瘀血等所致，治当化痰、涤饮、活血化瘀，并配合应用重镇安神之品，以求邪去正安，心神得宁。治以益气养血，镇静安神，方用归脾汤加减，方中人参、炙甘草益气养心；茯苓、远志安神定志；当归补养心血；麦冬、

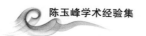

阿胶甘润滋阴;桂枝通阳复脉;陈皮理气健脾;川芎活血化瘀;紫石英养心安神。

2. 治厥心痛方

【方药组成】 当归 15 g,川芎 10 g,丹参 15 g,郁金 10 g,延胡索 10 g,香附 15 g,枳壳 10 g,桃仁 10 g,红花 5 g,木香 2.5 g。

【适应证】 胸膈满闷,壅塞不畅,心区疼痛,或如锥刺,静则较轻,动则痛甚。舌质暗,脉沉弦而滑。

【功效】 活血化瘀,疏气止痛。

【用法及加减】 水煎服。

另附方:旱三七粉,每服 9 g。成药冠心舒合丸。

【按语】 心痛,病名最早见于马王堆古汉墓出土的《五十二病方》。"胸痹"病名最早见于《黄帝内经》,对本病的病因、一般症状及真心痛的表现均有记载。《素问·藏气法时论》云:"心病者,胸中痛,胁支满,胁下痛,膺背肩胛间痛,两臂内痛。"《灵枢·厥病》云:"真心痛,手足青至节,心痛甚,旦发夕死,夕发旦死。"《金匮要略·胸痹心痛短气病脉证治》认为心痛是胸痹的表现,"胸痹缓急",即心痛时发时缓为其特点,其病机以阳微阴弦为主,以辛温通阳或温补阳气为治疗大法。治以活血化瘀,疏气止痛,方用血府逐瘀汤加减,方中当归、丹参、川芎活血化瘀,川芎为血中气药,故可活血且能调畅气机;加香附理气解郁,香附又为气中血药;桃仁、红花活血祛瘀而通血脉;枳壳、木香调气疏肝;郁金、延胡索加强活血理气止痛的作用。

3. 治高血压方(肝阳上亢)

【方药组成】 牛膝 15 g,夏枯草 25 g,钩藤 15 g,地龙 10 g,

草决明 10 g,茺蔚子 15 g,代赭石 20 g。

【适应证】 眩晕耳鸣,头痛且胀,遇劳、恼怒加重,肢麻震颤,失眠多梦,急躁易怒,舌红苔黄,脉弦。

【功效】 平肝潜阳,滋养肝肾。

【用法及加减】 水煎服。头晕甚者加天麻、菊花;头脑内有灼热感加生地黄、知母、牡丹皮;大便秘结加大黄;耳鸣者加生石决明、生牡蛎、生白芍、龙胆草;肾阴虚者加龟甲、枸杞子;脉数有热者加黄芩。高血压忌用川芎。

【按语】 陈氏在治疗高血压病中,常用天麻钩藤饮加减治疗,牛膝引血下行,并能活血利水,为君药;夏枯草、草决明清肝明目,消肿散结;钩藤平肝息风;地龙清热祛风、通络、利尿消肿;茺蔚子即为益母草的干燥成熟果实,具有活血调经、清肝明目的作用,其与牛膝合用有利于平降肝阳;代赭石平肝潜阳、重镇降逆。

三、脑系疾病

1. 治肝风头晕方

【方药组成】 天麻 10 g,钩藤 15 g,柴胡 10 g,生石决明 25 g,菊花 10 g,知母 15 g,生白芍 15 g,防风 5 g。

【适应证】 头晕耳鸣,上重下轻,旋转欲倒,烦躁善怒,或恶心呕逆,口苦咽干,舌质红,脉弦数。

【功效】 平肝清热,息风镇惊。

【用法及加减】 水煎服。心烦恶心者,酌加半夏、竹茹、枳实。

【按语】 《素问·至真要大论》云:"诸风掉眩,皆属于肝。"则知肝风上攻,必致眩晕。叶天士在《临证指南医案》亦提到:"所患眩晕者,非外来之邪,乃肝胆之风阳上冒耳,甚则有昏厥跌

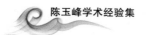

仆之虞。"方中天麻、钩藤、石决明平肝息风;柴胡入足少阳胆经,清胆经之郁火,泻心家之烦热,行经于表里阴阳之间,奏效于寒热往来之会,上头目而止眩晕;菊花可平肝明目,清热解毒,叶天士在《本草经解》中提到:"菊花,味苦清火,火抑金胜,发花于秋,其禀秋金之气独全,故为制风木之上药也。诸风皆属于肝,肝脉连目系上出额,与督脉会于巅,肝风炽则火炎上攻头脑而眩,火盛则肿而痛;其主之者,味苦可以清火,气平可以制木也。"知母善于滋阴润燥,《雷公炮制药性解》云:"知母入肾,为生水之剂,水盛则火熄。"白芍平抑肝阳,养血调经,黄元御在《长沙药解》中提到:"白芍,味酸,微苦、微寒,入足厥阴肝、足少阳胆经。入肝家而清风。"

2. 治气虚头晕方

【方药组成】 炙黄芪 25 g,党参 15 g,白术 10 g,茯苓 15 g,橘红 10 g,菊花 10 g,半夏 10 g,天麻 15 g,当归 15 g,川芎 5 g,柴胡 2.5 g。

【适应证】 眩晕呕逆或头痛,心悸气短,四肢乏困,饮食不振,颜色苍白,舌质淡,脉沉细无力。

【功效】 升阳益气养血,化痰和胃止呕。

【用法】 水煎服。

【按语】《灵枢·卫气》认为"上虚则眩",《灵枢·口问》认为"上气不足,则脑为之不满,耳为之苦鸣,头为之苦倾,目为之眩",《灵枢·海论》认为"髓海不足,则脑转耳鸣"。张介宾则认为:"头眩虽属上虚,然不能无涉于下。盖上虚者,阳中之阳虚也;下虚者,阴中之阳虚也。阳中之阳虚者,宜治其气,如归脾汤、补中益气汤。"陈氏在治疗气虚头晕中将归脾汤和半夏白术天麻汤化裁,以炙黄芪、党参、白术、当归健脾益气生血。因为脾主运化水液。若脾气不足,则脾失于健运,水湿内停,常聚而生痰。《医方集解》云:"有湿痰壅遏者,书云'头旋眼花,非天麻、半夏不除'是也,半夏白术天麻汤主之。"故陈氏在补气健脾的基础上,配伍半夏燥湿化痰,降逆止呕;天麻平肝息风,而止头眩,二者合用,化痰息风,为化痰祛风的要药;白术健脾祛湿;茯苓淡渗利湿;橘红理气化痰;菊花平肝明目,清热解毒。

3. 治中风方

【方药组成】 黄芪 15 g,当归尾 15 g,川芎 7.5 g,桃仁 10 g,红花 10 g,赤芍 10 g,牛膝 15 g,地龙 10 g,天麻 10 g,全蝎 2.5 g。

【适应证】 半身麻木不仁,手足痿软无力,不能行走,或语言謇涩,口舌歪斜,或半身瘫痪,卧床不起。舌质暗,苔腻,脉弦细而滑。

【功效】 益气活血,扶正祛邪。

【用法及加减】 水煎服。口舌歪斜加钩藤、僵蚕、白附子。

【按语】 《灵枢·刺节真邪》云:"虚邪偏客于身半,其入深,内居营卫,营卫稍衰,则真气去,邪气独留,发为偏枯。"中风病恢复期和后遗症期多以气虚血瘀为基本病机。陈氏治疗中风常化裁补阳还五汤,黄芪大补元气,当归尾、川芎、桃仁、红花、赤芍活血化瘀,地龙通行经络。诸药合用,使气旺血行,瘀祛络通,诸症自可渐愈。中风之症,常伴肢体活动不利、痉挛,经络不通,故加天麻以息风止痉,全蝎以息风镇痉。

4. 治热郁痰结失眠方

【方药组成】 橘红 10 g,茯苓 15 g,半夏 10 g,甘草 5 g,枳

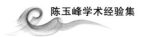

实 15 g,竹茹 20 g,炒酸枣仁 15 g,麦冬 15 g,远志 10 g,天花粉 15 g。

【适应证】 胸闷郁闷,心烦不寐,卧不得安,苔微黄而腻,脉滑数。

【功效】 化痰清热,镇静安神。

【用法及加减】 水煎服。若心热烦躁,脉细数,加川黄连 5 g,贡阿胶 10 g,京知母 10 g。(京知母,知母趁新鲜时剥去全皮晒干而成)

【按语】《医宗必读·不得卧》将失眠原因概括为"一曰气盛,一曰阴虚,一曰痰滞,一曰水停,一曰胃不和"五个方面。饮食不节脾胃受损,宿食停滞,壅遏于中,胃气失和,阳气浮越于外而卧寐不安,如《张氏医通·不得卧》云:"脉滑数有力不得卧者,中有宿滞痰火,此为胃不和则卧不安也。"或由过食肥甘厚味,酿生痰热,扰动心神而不眠。或由饮食不节,脾胃受伤,脾失健运,气血生化不足,心血不足,心失所养而失眠。治以化痰清热,镇静安神,方用温胆汤加减,方中半夏、竹茹化痰降逆;茯苓、橘红健脾化痰;枳实理气和胃降逆;甘草益气健脾;麦冬养阴清心;远志、炒酸枣仁化痰宁心;天花粉清热。

5. 治心脾虚弱失眠方

【方药组成】 党参 15 g,白术 10 g,当归 15 g,茯神 15 g,远志 10 g,陈皮 10 g,炒酸枣仁 20 g,麦冬 15 g,夜交藤 25 g,半夏 2.5 g,枳实 10 g,竹茹 15 g。

【适应证】 心烦不眠,气短心跳,或自汗头晕,倦怠懒食,颜面苍白舌质淡,脉沉细无力。

【功效】 益气健脾,养血安神。

【用法】 水煎服。

【按语】 失眠是由于情志、饮食内伤,病后及年迈,禀赋不足,心虚胆怯等病因,引起心神失养或心神不安,从而导致经常不能获得正常睡眠为特征的一类病证。《素问·逆调论》曰:"阳明者胃脉也,胃者六腑之海,其气亦下行,阳明逆不得从其道,故不得卧也。《下经》曰'胃不和则卧不安'。此之谓也。"后世医家延伸为凡脾胃不和,痰湿、食滞内扰,以致寐寝不安者均属于此。治以益气健脾,养血安神,方用归脾汤加减,方中党参、白术益气健脾;当归补血;远志、炒酸枣仁、茯神补心益脾,安神定志;陈皮理气健脾,使全方补而不滞;枳实理气和胃降逆;麦冬养阴清心;夜交藤宁心安神;半夏、竹茹化痰降逆。

6. 治嗜睡症方

【方药组成】 木通 10 g,玉竹 25 g。

【适应证】 头蒙如裹,昏昏嗜睡,肢体沉重,偶伴浮肿,胸脘痞满,纳少,泛恶,舌苔腻,脉濡。

【病机】 痰湿内阻,脾为湿困,清阳不升。

【功效】 扶正祛湿,攻补兼施。

【用法】 水煎服。

【按语】 嗜睡症是指不分昼夜,时时欲睡,呼之即醒,醒后复睡。李东垣在《脾胃论》中提到:"脾胃之虚,怠惰嗜卧。"朱丹溪在《丹溪心法》中指出:"脾胃受湿,沉困无力,怠惰好卧。"木通可利尿通淋祛湿,使水湿之邪从下而去,玉竹柔润甘补,平而少偏。入肺经,能滋肺阴而润肺止咳;入胃经,能养胃阴而生津止渴,而且不滋腻敛邪。叶天士在《本草经解》中提到:"葳蕤气平,禀天秋降之金气,入手太阴肺经;味甘无毒,得地中和湿土之味,

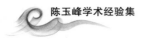

入足太阴脾经。"二药合用,扶正祛湿,攻补兼施。

7. 治风寒头痛方

【方药组成】 荆芥 10 g,防风 10 g,菊花 10 g,薄荷 7.5 g,羌活 7.5 g,白芷 10 g,细辛 2.5 g,蔓荆子 10 g,川芎 10 g,甘草 5 g。

【主症】 头痛、目昏、鼻塞或发热恶寒,项背拘急,舌苔薄白,脉浮弦或浮紧。

【治法治则】 疏风散寒。

【用法】 水煎服。

【按语】 本方系宋代《太平惠民和剂局方》所载川芎茶调散加减而来。《普济方》认为:"夫头者,诸阳之会也。"陈氏认为,十二经脉阳气皆上会于头部,而风邪为百病之长,易伤阳气。本方中用川芎祛风通络止痛,薄荷、荆芥、防风辛散清扬,清利头目,薄荷尚能制约风药温燥之性;羌活、白芷、细辛善于祛风止痛,其中羌活善治太阳头痛(后头连项),白芷善治阳明头痛(前额及眉棱骨),细辛能治少阴头痛(头痛连齿),还可宣通鼻窍;蔓荆子疏散风热,清利头目,疏散体内风热邪气兼清头目;甘草调和药性。诸药合用,止痛非凡,更兼引经药,诸经头痛均治。

8. 治痰厥头痛方

【方药组成】 党参 15 g,黄芪 20 g,白术 10 g,半夏 10 g,天麻 10 g,川芎 10 g,细辛 2.5 g,橘红 10 g,茯苓 15 g,蔓荆子 10 g,甘草 2.5 g。

【适应证】 头痛目眩,恶心烦闷,或心跳气短,或自汗身冷,颜面苍白,苔白腻,脉沉滑无力。

【功效】 益气健脾,燥湿化痰,佐以通窍活络。

【用法】　水煎服。

【按语】　本方源自《医学心悟》半夏白术天麻汤加减而来。《丹溪心法》中记载"头痛多主于痰"。《素问·六节藏象论》中记载"脾胃为仓廪之本,营之居也"。若脾胃亏虚则不能化生气血,饮食不能变为精微营养全身则生痰湿。陈氏在本方中先以党参、黄芪、白术健脾益气,运脾燥湿,以消生痰之源;茯苓健脾剩湿;橘红理气化痰;半夏燥湿化痰,兼可止呕,配合芪、术、参调和脾胃运化功能;天麻平肝息风止眩,配合半夏为痰厥头痛之要药;细辛温肺化饮,《本草纲目》记载其善治风寒、风痰之头痛。蔓荆子清利头目;甘草调和诸药。全方共奏化痰健脾止痛之功效。

9. 治气滞血瘀头痛方

【方药组成】　柴胡 10 g,连翘 15 g,桃仁 10 g,红花 5 g,川芎 10 g,葛根 15 g,赤芍 10 g,生地黄 15 g,枳壳 10 g,全蝎 2.5 g,细辛 2.5 g,蔓荆子 10 g。

【适应证】　头痛心烦,反复发作,经久不愈,舌质绛,脉沉弦而滑。

【功效】　疏肝通络,活血祛瘀。

【用法及加减】　水煎服。如局部疼痛发热可加牡丹皮 10 g、知母 15 g。

【按语】　明代《古今医统大全·头痛大法分内外之因》对头痛病进行总结说:"头痛自内而致者,气血痰饮、五脏气郁之病。"陈氏认为经络顺畅则气血冲和,气血冲和则头目清明,若气滞血瘀,气血不能上行头目,必头痛心烦、反复不愈。方中柴胡、川芎、赤芍、枳壳,取柴胡疏肝散之意,顺调全身气机,柴胡、赤芍疏

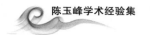

肝解郁,川芎、枳壳行气活血;气行则血行,气滞则血瘀,桃仁、红花配伍可活血化瘀,搭配川芎、枳壳,通经活络,直达病灶。叶天士认为"初为邪气在经,久则血伤入络",今头痛反复发作、经久不愈,络脉必有淤血,方入生地黄、连翘疏风凉血;全蝎息风止痉、通络止痛,搭配葛根、细辛、蔓荆子增强通行经络之功。

10. 治头风(厥逆头痛)方

【方药组成】 川乌 10 g,草乌 2.5 g,藁本 10 g,蔓荆子 10 g,天麻 10 g,细辛 2.5 g,全蝎 2.5 g,川芎 10 g,甘草 2.5 g。

【适应证】 头部剧烈疼痛,或四肢发凉,反复发作,经久不愈,舌质暗淡,脉沉弦或弦紧。

【功效】 祛风散寒,通经活络。

【用法】 水煎服。

【按语】 头为诸阳之会,风寒湿邪最易侵袭。头部剧烈疼痛伴四肢发凉,为寒邪侵袭经络所致;湿邪内扰,头痛反复发作,经久不愈。本方川乌、草乌同用,善能祛风散寒、除湿止痛、通经活络,配合细辛外散风寒,内清寒湿;藁本、蔓荆子、川芎上行头目,活血祛风;因头痛反复,经久不愈,用全蝎通络搜风止痛,搭配细辛、川芎,行气活血通经。甘草制约风药温燥之性。全方共奏祛风散寒之功。

11. 治厥阴头痛方

【方药组成】 人参 10 g,大枣 3 枚,生姜 10 g,吴茱萸 10 g,细辛 2.5 g,川芎 10 g,半夏 10 g,陈皮 10 g。

【适应证】 头痛呕吐,四肢厥凉,气短自汗,舌苔白腻,脉沉细。

【功效】　益气和胃,温中散寒。

【用法】　水煎服。

【按语】　本方由《伤寒论》吴茱萸汤与《太平惠民和剂局方》二陈汤加减而来。《伤寒论》中提到:"干呕,吐涎沫者,吴茱萸汤主之。"陈玉峰认为,头痛伴呕吐、四肢厥冷者多由胃中虚冷,寒气上逆导致,这与吴茱萸汤证病机相合,本证病机在胃寒,胃寒则胃气上逆致呕吐,胃寒不降则中气虚寒,无以温养四肢,故四肢厥冷。本方以吴茱萸汤为基础,方中吴茱萸味辛苦性热,散寒止痛,温胃暖肝;生姜温胃止呕为臣药;人参益气健脾;半夏、陈皮燥湿化痰;川芎行气活血;细辛祛风除湿;大枣甘缓可制约吴茱萸温燥之性。

12. 治痰气蒙窍癫疾方

【方药组成】　清半夏 15 g,胆南星 5 g,郁金 10 g,远志 10 g,橘红 10 g,枳实 15 g,香附 10 g,珍珠母 25 g,柴胡 5 g。

【适应证】　神志痴呆,语无伦次,喜怒无常,时哭时笑,睡眠不安,不思饮食,脉弦而滑。

【功效】　理气安神,化痰开窍。

【用法及加减】　水煎服。失眠加炒酸枣仁 20 g、嫩竹茹 20 g。成药:磁朱丸、礞石滚痰丸。

【按语】　癫病是由于情志所伤,或先天遗传,导致痰气郁结,蒙蔽心窍,或阴阳失调,精神失常,临床表现以精神抑郁,表情淡漠,沉默痴呆,喃喃自语,出言无序,静而多喜少动为特征的一种常见多发的精神病。青壮年多见,近年来少年发病者有增加趋势。《灵枢·癫狂》有"得之忧饥""大怒""有所大喜"等记载,明确了情志因素致病。痰气郁结,思虑太过,所愿不遂,心脾

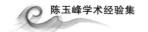

受伤,思则气结,心气受抑,脾气不发,则痰气郁结,上扰清窍,以致蒙蔽心神,神志逆乱而成。治以理气安神,化痰开窍,方用加味导痰汤加减,方中半夏、橘红理气调中,燥湿祛痰;胆南星、枳实祛风涤痰;郁金理气解郁醒神;远志、珍珠母宁心安神,祛痰开窍;香附理气宽中;柴胡升举阳气;失眠加炒酸枣仁化痰宁心;嫩竹茹清热化痰。

四、脾胃系疾病

1. 胃脘痛经验方(胃溃疡)

【方药组成】 散剂:三七 25 g,海螵蛸 50 g,大贝母 50 g,乳香 25 g,没药 25 g,上药为散。

汤剂:海螵蛸 20 g,白术 10 g,陈皮 15 g,砂仁 10 g,党参 15 g,甘草 5 g,茯苓 10 g。

【适应证】 胃脘疼痛,痛如针刺刀割,痛有定处,按之痛甚,食后加剧,入夜尤甚,或见吐血、黑便,舌质紫暗或有瘀斑,脉涩。

【功效】 活血化瘀,理气止痛。

【用法及加减】 散剂,每次服 2.5~5 g。汤剂水煎服。肝气犯胃加香附、青皮、柴胡;脾胃虚寒者加桂枝、高良姜;饮食停滞者加神曲、麦芽、鸡内金;肝胃郁热者加牡丹皮、栀子、白芍;胃阴不足者加生地黄、石斛、麦冬;脾胃虚弱者加黄芪。

【按语】 《医法圆通》云:"按胃痛一证,有饮食、寒热、虚实之别,切不可执定有形质之胃,当于胃中往来之气机上理会方可。"在治疗胃溃疡过程中,以三七活血化瘀、消肿止痛,收敛溃疡面而促进愈合,黄元御在《玉楸药解》中提到:"三七,入足厥阴肝经。和营止血,通脉行瘀。行瘀血而敛新血。"海螵蛸可收敛止血、制酸止痛、收湿敛疮,《玉楸药解》云:"乌鲗鱼骨善能敛新血而破瘀血。"乳香、没药辛香走窜,具有调气活血、化瘀止痛之功,《雷公炮制药性解》云:"乳香辛香发散,于十二经络无所不入。没药与乳香同功,大抵血滞则气壅淤,气壅淤则经络满急,故痛且肿,得没药以宣通气血,宜其治也。"

2. 治寒邪犯胃胃脘痛方

【方药组成】 厚朴 15 g,木香 5 g,高良姜 5 g,丁香 5 g,香附 15 g,草果仁 10 g,枳实 15 g,乌药 10 g,广砂仁 10 g,藿香 10 g。

【适应证】 胃脘疼痛,或胀满呕吐,饮食不下,苔白腻,脉沉紧或沉弦。

【功效】 温中散寒,化滞和胃。

【用法及加减】 水煎服。大便秘结加大黄 10 g,四肢寒冷加附子 10 g、桂枝 5 g,痛甚加延胡索 10 g。

【按语】《素问·举痛论》云:"寒气客于肠胃之间,膜原之下,血不得散,小络急引,故痛。"寒邪客胃,寒属阴邪,其性凝滞收引,寒凝气滞,胃气失和,胃气阻滞,不通则痛。高良姜温胃散寒,香附行气止痛。《内外伤辨惑论》云:"治脾胃虚寒,心腹胀满,及秋冬客寒犯胃,时作疼痛。"故用厚朴行气消胀,燥湿除满;草豆蔻温中散寒,燥湿除痰;木香、香附、枳实行气宽中;高良姜温脾暖胃以散寒;丁香温中降逆,散寒止痛;乌药行气止痛、散寒;砂仁化湿开胃,温中止泻,理气;藿香芳香化湿,和中止呕。

3. 治肝郁停滞胃脘胀方

【方药组成】 木香 5 g,枳实 15 g,厚朴 15 g,香附 15 g,槟榔片 10 g,砂仁 15 g,莱菔子 20 g,鸡内金 15 g,神曲 15 g,山楂

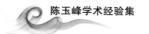

15 g,麦芽 15 g,陈皮 15 g。

【适应证】 胃脘胀痛或疼痛,四肢乏倦无力,饮食不振,苔白腻,脉弦滑。

【功效】 疏肝和胃,消食化滞。

【用法及加减】 水煎服。大便秘结可加大黄 10 g。

【按语】《素问·六元正纪大论》云:"木郁之发……民病胃脘当心而痛,上支两胁,膈咽不痛,食饮不下。"《杂病源流犀烛·胃病源流》云:"胃痛,邪干胃脘病也……唯肝气相乘为尤甚,以木性暴,且正克也。"肝郁日久,又可化火生热,邪热犯胃,导致肝胃郁热而痛。以木香、枳实、厚朴、香附疏肝行气;槟榔片行气消积;砂仁化湿开胃,温中止泻,理气;莱菔子、鸡内金、神曲、山楂、麦芽消食健脾和胃;陈皮理气健脾、燥湿化痰。

4. 治脾胃虚寒胃脘胀方

【方药组成】 党参 15 g,白术 10 g,茯苓 10 g,陈皮 10 g,砂仁 7.5 g,厚朴 15 g,大腹皮 15 g,枳壳 10 g,附子 7.5 g,神曲 15 g,焦山楂 15 g,麦芽 15 g。

【适应证】 胸腹胀满,喜揉按,得温则轻,四肢沉困无力,或四肢发凉,饮食减少,舌质淡,脉沉细。

【功效】 益气理脾和胃,消食温中和胃。

【用法】 水煎服。

【按语】 陈氏治疗脾胃虚寒胃脘胀常用健脾丸加减,人参、白术益气健脾,以助运化;茯苓益气健脾;陈皮、枳壳理气化积;砂仁化湿开胃,温中止泻,理气;厚朴下气消食除胀;大腹皮行气宽中;附子温补脾阳、散寒止痛;神曲、焦山楂、麦芽健脾消食和胃;诸药相合,消补兼施,标本同治,脾健食消。

5. 治外邪犯胃呕吐方

【方药组成】　香薷 10 g,厚朴 10 g,藿香 10 g,陈皮 10 g,半夏 10 g,大腹皮 10 g,竹茹 15 g,生姜 5 g,白豆蔻 5 g,甘草 5 g。

【适应证】　恶心、呕吐,饮食不下,或身痛发热,或腹痛泄泻,苔白腻,脉虚而滑。

【功效】　泻暑除湿,和胃止呕。

【用法及加减】　水煎服。

附:成药藿香正气丸、六合定中丸。玉枢丹或紫金锭。

【按语】　陈氏选用藿香正气散治疗外邪犯胃所致的呕吐。香薷、藿香既以其辛温之性而解在表之风寒,又取其芳香之气而化在里之湿浊,且可辟秽和中而止呕;半夏曲、陈皮理气燥湿,和胃降逆以止呕;湿浊中阻,气机不畅,故佐以大腹皮、厚朴行气化湿,畅中行滞,且寓气行则湿化之义;竹茹、白豆蔻能燥湿化浊;生姜内调脾胃,外和营卫;甘草调和药性,健脾和中。

6. 治呕吐饮食停滞方

【方药组成】　厚朴 15 g,陈皮 10 g,半夏 10 g,藿香 10 g,白豆蔻 5 g,神曲 15 g,麦芽 15 g,竹沥 15 g,枳实 15 g,槟榔片 10 g,生姜 10 g,山楂 15 g。

【适应证】　呕吐酸腐食物,或胸满胃痛,嗳气厌食,舌苔白腻,脉沉滑。

【功效】　消食化滞,和胃止呕。

【用法及加减】　水煎服。亦可服中成药紫蔻丸。

【按语】　治疗伤食呕吐,以保和丸加减,方中取消食药、和胃化痰药和清热药三类。其中山楂、神曲、麦芽,助消化,能消各种饮食积滞。山楂善于消肉食油腻之积滞;神曲是经发酵而成,

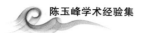

更善于化谷麦酒食陈腐之积滞；麦芽可健脾消食；厚朴下气除满；藿香芳香化湿，和中止呕；半夏能降逆止呕，陈皮、枳实、槟榔能行气消胀，化滞止呕；茯苓能渗湿健脾止泻。饮食停滞，湿遏气阻，多有郁而化热现象存在，正所谓"凡有郁处，必有热伏"，故用竹沥清热，此外，竹沥、白豆蔻还能燥湿化浊；生姜内调脾胃，外和营卫；甘草调和药性，健脾和中。

7. 治呕吐痰浊停饮方

【方药组成】 旋覆花 15 g，代赭石 25 g，茯苓 20 g，桂枝 10 g，半夏 10 g，藿香 10 g，陈皮 10 g，香附 10 g，白豆蔻 5 g，枳实 15 g，竹茹 15 g，生姜 10 g。

【适应证】 每在食后呕吐浊汁涎沫及清稀水饮食物，腹满不畅，四肢乏困，饮食不佳，颜面苍白，苔白腻，脉沉弦而滑。

【功效】 逐饮降逆，和胃止呕。

【用法】 水煎服。

【按语】 《医学正传·呕吐》云："有脾湿太甚，不能运化精微，致清痰留饮郁滞上中二焦，时时恶心吐清水者。"陈氏用旋覆代赭汤合小半夏汤合苓桂术甘汤，取旋覆花性温而能下气消痰，降逆止嗳；代赭石质重而沉降，善镇冲逆；生姜寓意有三：一为和胃降逆以增止呕之效，二为宣散水气以助祛痰之功，三可制约代赭石的寒凉之性，使其镇降气逆而不伐胃；半夏辛温，祛痰散结，降逆和胃；并且生姜、半夏取小半夏汤之意，《金匮要略》云："呕家本渴，渴者为欲解，今反不渴，心下有支饮故也，小半夏汤主之。"茯苓、桂枝、白术、甘草温脾化饮；藿香芳香化湿，和中止呕；陈皮、白豆蔻温脾燥湿以化饮；香附、枳实行气除满；竹茹清热化痰、止呕。

8. 治气滞血瘀腹痛方

【方药组成】 木香 5 g,香附 15 g,枳壳 10 g,乌药 10 g,大黄 10 g,桃仁 10 g,火麻仁 15 g,延胡索 10 g,厚朴 15 g,槟片 10 g,生肉桂 5 g,吴茱萸 5 g。

【适应证】 少腹胀痛,痛而拒按,大便秘结,舌质暗,苔厚腻,脉沉弦而滑。

【功效】 疏肝化滞,活血通便。

【加减变化及用法】 水煎服。若大便溏去大黄、火麻仁;脉沉细,虚寒腹痛者可用附子理中丸。

【按语】 叶天士在《临证指南医案》中提出"腹痛者,需辨其有形及无形之为患,无形者,寒凝、火郁、气滞之属;有形者,宿食、淤血、虫积之类。腹痛应审其痛势,辨其色脉,在脏者,多以肝脾肾为主,在腑多以肠胃为主。"无形之邪当散寒、降气、清火;有形之邪应攻下、逐瘀、驱虫。在脏者,应以疏肝、健脾、益肾为治法,在腑者以润肠、和胃为治法。故本方以大黄、火麻仁通便润肠;木香、乌药疏肝行气;槟榔杀虫消积;厚朴、枳壳、理气宽中;桃仁、香附活血祛瘀止痛;桃仁、香附配合延胡索行气通经,增强止痛的功效;生肉桂温肾散寒;吴茱萸暖肝止痛。

9. 治湿热腹泻方

【方药组成】 苍术 10 g,薏苡仁 20 g,陈皮 10 g,甘草 5 g,葛根 15 g,黄芩 5 g,黄连 5 g 滑石 10 g,竹叶 2.5 g。

【适应证】 身热口渴,腹泻较频,小便短赤,舌苔微黄而腻,脉虚而数。

【功效】 健脾和胃,清热利湿。

【用法】 水煎服。

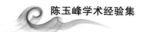

【按语】《杂病源流犀烛·泄泻源流》云:"湿盛则飧泄,乃独由于湿耳。不知风寒热虚,虽皆能为病,苟脾强无湿,四者均不得而干之,何自成泄?是泄虽有风寒热虚之不同,要未有不源于湿者也。"脾喜燥而恶湿,外来湿邪,最易困阻脾土,以致升降失调,清浊不分,水谷杂下而发生泄泻,故有"湿多成五泄"之说。对于湿热泄泻,陈氏将平胃散合葛根黄芩黄连汤加减,苍术取其辛香苦温,入中焦能燥湿健脾,使湿去则脾运有权,脾健则湿邪得化。湿邪阻碍气机,且气行则湿化;薏苡仁寒凉,可清热利水渗湿,健脾止泻;陈皮理气和胃,燥湿醒脾;甘草调和诸药,且能益气健脾和中;葛根解肌清热,煨用能升清止泻,黄芩、黄连苦寒清热燥湿;滑石利尿通淋,清热;竹叶清热泻火,利尿,两者可"利小便而实大便"。

10. 治停食腹泻方

【方药组成】 苍术 10 g,厚朴 10 g,陈皮 10 g,甘草 5 g,焦山楂 15 g,焦麦芽 15 g,焦神曲 15 g,茯苓 15 g,薏苡仁 20 g,车前子 10 g,泽泻 10 g。

【适应证】 腹泻胀满,倦怠懒食,泻下稠黏酸腐的食物,舌苔微黄而腻,脉沉滑。

【功效】 理脾和胃,消食化滞佐以渗湿止泻。

【用法】 水煎服。

【按语】《景岳全书·泄泻》云:"若饮食失节,起居不时,以致脾胃受伤,则水反为湿,谷反为滞,精华之气不能输化,乃致合污下降而泻痢作矣。"陈氏治疗停食腹泻,常取平胃散合"焦三仙"之类。苍术取其辛香苦温,入中焦能燥湿健脾,使湿去则脾运有权,脾健则湿邪得化。湿邪阻碍气机,且气行则湿化;厚朴芳化苦燥,长于行气除满,且可化湿。与苍术相伍,行气以除湿,燥湿以运脾,使滞气得行,湿浊得去。陈皮理气和胃,燥湿醒脾;甘草调和诸药,且能益气健脾和中;焦山楂、焦神曲、焦麦芽合称"焦三仙",可助健脾消食;茯苓淡渗,利水渗湿、益气健脾;薏苡仁利水渗湿,健脾止泻;车前子清热利尿通淋,渗湿止泻;泽泻甘淡,直达肾与膀胱,利水渗湿,茯苓、车前子、泽泻三者皆可通利小便,有"利小便而实大便"之意。

11. 治脾湿腹泻方

【方药组成】　苍术 15 g,厚朴 10 g,陈皮 10 g,甘草 5 g,白术 10 g,茯苓 15 g,泽泻 10 g,猪苓 10 g,车前子 10 g,薏苡仁 20 g,桂枝 5 g。

【适应证】　腹泻肠鸣,大便清稀,小便短少;或胸满腹痛,倦怠懒食,舌苔白腻,脉沉缓无力。

【功效】　健脾和胃利湿止泻。

【用法及加减】　水煎服。成药可服五苓散。

【按语】　《素问·脉要精微论》云:"胃脉实则胀,虚则泄。"《素问·藏气法时论》云:"脾病者……虚则腹满肠鸣,飧泄食不化。"《景岳全书·泄泻》云:"泄泻之本,无不由于脾胃。"对于脾湿泄泻,陈氏应用平胃散合五苓散加减,《医方考》云:"此湿土太过之证,经日敦阜是也。苍术味甘而燥,甘则入脾,燥则胜湿;厚朴性温而苦,温则益脾,苦则燥湿,故二物可以平敦阜之土。陈皮能泄气,甘草能健脾,气泄则无湿郁之患,脾强则有制湿之能,一补一泄,又用药之则也。"苍术取其辛香苦温,入中焦能燥湿健脾,使湿去则脾运有权,脾健则湿邪得化。湿邪阻碍气机,且气行则湿化;厚朴芳化苦燥,长于行气除满,且可化湿。与苍术相

143

伍,行气以除湿,燥湿以运脾,使滞气得行,湿浊得去。陈皮理气和胃,燥湿醒脾,以助苍术、厚朴之力。甘草调和诸药,且能益气健脾和中。泽泻甘淡,直达肾与膀胱,利水渗湿;茯苓、猪苓之淡渗,增强其利水渗湿之力。白术、茯苓相须,佐以白术健脾以运化水湿。车前子清热利尿通淋,渗湿止泻,"利小便而实大便";薏苡仁利水渗湿,健脾止泻;《素问·灵兰秘典论》云:"膀胱者,州都之官,津液藏焉,气化则能出矣。"膀胱的气化有赖于阳气的蒸腾,故方中又佐以桂枝温阳化气以助利水,亦有"利小便而实大便"之意。

12. 治脾虚腹泻方

【方药组成】 党参 10 g,白术 10 g,黄芪 10 g,陈皮 10 g,茯苓 10 g,山药 10 g,扁豆 10 g,莲子肉 10 g,广砂仁 10 g,薏苡仁 10 g,桂枝 10 g,泽泻 10 g。

【适应证】 腹泻较频,便物稀溏,四肢乏困,饮食不振,气短头晕,颜面苍白,舌质淡,苔薄白,脉沉细。

【功效】 健脾渗湿止泻。

【用法及加减】 水煎服。附成药:参苓白术散,人参健脾丸,八正散治久泻不愈,气短脉细者用之。

另附散剂:人参 10 g,白术 15 g,茯苓 15 g,附子 10 g,甘草 7.5 g,诃子 10 g,干姜 5 g,罂粟壳 10 g,肉豆蔻 10 g,共为细面,每次 5 g。

【按语】《景岳全书·泄泻》曰:"泄泻之本,无不由于脾胃。"脾虚泄泻,陈氏选用参苓白术散加减,《医方集解》云:"此足太阴、阳明药也。治脾胃者,补其虚,除其湿,行其滞,调其气而已。"《医宗金鉴》提到:"脾虚食后即作泻,腹满不渴少精神,面黄懒食肌消瘦,参苓白术奏奇勋。"党参大补脾胃之气;白术、茯苓健脾渗湿;黄芪可补气升阳;山药、莲子肉既能健脾,又有涩肠止泻之功,二药可助参、术健脾益气,兼以厚肠止泻;白扁豆健脾化湿,薏苡仁健脾渗湿,二药助术、苓健脾助运,渗湿止泻;砂仁芳香醒脾,行气和胃,既助除湿之力,又畅达气机;薏苡仁利水渗湿,健脾止泻;泽泻甘淡,直达肾与膀胱,利水渗湿;桂枝温阳化气以助利水;陈皮理气健脾,《古今医鉴》所载参苓白术散,较本方多陈皮一味,适用于脾胃气虚兼有湿阻气滞者。

13. 五更肾泻方

【方药组成】　炒补骨脂 15 g,炒肉豆蔻 10 g,五味子 5 g,吴茱萸 5 g,白术 10 g,茯苓 15 g,薏苡仁 25 g,山药 25 g,干姜 5 g。

【适应证】　黎明腹泻,或腹痛肠鸣,舌质淡苔薄白,脉沉细。

【功效】　温肾健脾。

【用法及加减】　水煎服。气虚加人参、黄芪。

另附方:广木香 10 g,吴茱萸 5 g,川黄连 5 g,共为细面,每次服 5 g,此方治腹泻日久不愈,效果很好。

【按语】《景岳全书·泄泻》云:"肾为胃关,开窍于二阴,所以二便之开闭,皆肾脏之所主,今肾中阳气不足,则命门火衰,而阴寒独盛,故于子丑五更之后,当阳气未复,阴气盛极之时,即令人洞泄不止也。"命门之火,助脾胃之运化以腐熟水谷。若年老体弱,肾气不足;或久病之后,肾阳受损;或房室无度,命门火衰,致脾失温煦,运化失职,水谷不化,升降失调,清浊不分,而成泄泻。陈氏选用四神丸加减。补骨脂温阳补肾;吴茱萸温中散寒;肉豆蔻、五味子收涩止泻;干姜温补脾肾;白术、茯苓、山药益气健脾补肾;薏苡仁利水渗湿,健脾止泻。

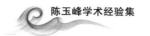

五、肝胆系疾病

1. 治黄疸方

【方药组成】 茵陈50 g,栀子15 g,大黄10 g,连翘15 g,大青叶15 g,蝉蜕10 g。

【适应证】 面目肌体发黄,小便赤黄短涩。大便较秘,或发热口渴,胸腹胀满,恶心欲吐,舌苔厚腻微黄,脉弦而数。

【功效】 清热利湿。

【用法及加减】 水煎服。若腹胀,加枳实15 g、厚朴10 g、榔片10 g;若恶心,加竹茹15 g、半夏10 g;若阴黄,脉沉细,色暗者加附子10 g、干姜2.5 g。

外治法:外用瓜蒂少许为细面抹鼻孔内,由鼻孔滴下黄水而面黄逐渐消退。

【按语】 《黄帝内经》已有黄疸之名,并对黄疸的病因、病机、症状等都有了初步的认识,如《素问·平人气象论》云:"溺黄赤安卧者,黄疸……目黄者曰黄疸。"《金匮要略》将黄疸立为专篇论述,并将其分为黄疸、谷疸、酒疸、女劳疸和黑疸五疸。《伤寒论》还提出了阳明发黄和太阴发黄,说明当时已认识到黄疸可由外感、饮食和正虚引起,病机有湿热,瘀热在里,寒湿在里,相关的脏腑有脾、胃、肾等,并较详细地记载了黄疸的临床表现,创制了茵陈蒿汤、茵陈五苓散等多首方剂,体现了泻下、解表、清化、温化、逐瘀、利尿等多种退黄之法。治以清热利湿,方用茵陈蒿汤加减,方中连翘、大青叶、蝉蜕清热解毒;茵陈味苦微寒,入肝、脾、膀胱经,为清热利湿、疏肝利胆退黄的要药;栀子清泄三焦湿热,利胆退黄;大黄通腑化瘀,泄热解毒,利胆退黄;茵陈配栀子,使湿热从小便而去;茵陈配大黄,使瘀热从大便而解,三药合用,共奏清热利湿、通腑化瘀、利胆退黄和解毒之功。

2. 治气滞血瘀胁痛方

【方药组成】　木香5 g,青皮15 g,香附15 g,当归20 g,川芎10 g,桃仁10 g,鳖甲20 g,郁金10 g,枳壳10 g,厚朴15 g,旱三七5 g,榔片10 g,香橼15 g。

【适应证】　胸膈胀满,胁肋痛甚,肢乏倦怠,食欲不佳,舌紫暗,脉弦滑。

【功效】　疏肝理气和胃,活血化瘀软坚。

【用法及加减】　水煎服。胁肋痛甚者,用旱三七15 g,延胡索10 g,共为细面,每次服5 g,早午晚服;大便秘结加炙大黄10 g;脉弦滑有力,胁肋痛有积块者加三棱10 g、莪术10 g、穿山甲10 g。

附:肝硬化证可用大黄䗪虫丸早晚各一丸。

【按语】《症因脉治·胁痛论》云:"内伤胁痛之因,或痰饮、悬饮,凝结两胁,或死血停滞胁肋,或恼怒郁结,肝火攻冲,或肾水不足⋯⋯皆成胁肋之痛矣。"方用木香、青皮、香附、郁金、枳壳、榔片、香橼以疏肝理气,当归、川芎、桃仁、红花活血化瘀而养血,鳖甲软坚散结,厚朴下气平喘,旱三七散瘀止血、消肿定痛。

3. 治肝郁脾虚胁痛方

【方药组成】　柴胡10 g,郁金10 g,木香5 g,丹参20 g,香附10 g,枳壳10 g,白术10 g陈皮10 g,山楂15 g,神曲15 g,麦芽15 g,白芍7.5 g。

【适应证】　胁肋疼痛,烦躁善怒,胸满不舒,四肢倦怠,饮食不振,脉沉弦,苔薄黄。

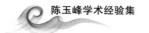
【功效】 疏肝顺气,理脾和胃。

【用法】 水煎服。

【按语】 《素问·热论》云:"三日少阳受之,少阳主胆,其脉循胁络于耳,故胸胁痛而耳聋。"《景岳全书·胁痛》云:"胁痛之病,本属肝胆二经,以二经之脉皆循胁肋故也。"陈氏治疗肝郁脾虚之胁痛,常用柴胡疏肝散加减,取柴胡、郁金疏肝解郁,木香、香附、枳壳、陈皮理气除胀,丹参活血祛瘀,通经止痛,清心除烦,凉血消痈;白术健脾;陈皮理气健脾;山楂、神曲、麦芽健脾消食;白芍缓急止痛。

六、肾系疾病

1. 治下肢水肿方

【方药组成】 防己 10 g,牛膝 15 g,木瓜 15 g。

【适应证】 下肢水肿,按之凹陷不起。

【功效】 利水消肿。

【用法及加减】 水煎服。若面色萎黄,纳少神疲,肢冷畏寒,舌质淡,脉沉细而弱,为脾肾阳虚,基础方加白术、附子、干姜、茯苓、党参、黄芪;若四肢厥冷,腰膝酸痛,耳鸣面色㿠白,舌体胖嫩,有齿痕,脉沉细,为肾虚,基础方加生姜、附子、茯苓、白术、肉桂、巴戟天、胡芦巴等;若为湿痹,下肢关节疼痛肿胀,下肢沉重活动不便,基础方加薏苡仁、苍术、威灵仙、萆薢;若为湿热痹,下肢关节红肿疼痛,屈伸不利,小便赤,舌红,苔黄,脉濡数,基础方加龙胆草、黄柏、苍术、知母、秦艽、地龙、桃仁、红花、威灵仙。

【按语】 防己善祛风除湿、利水消肿,《雷公炮制药性解》中提到:"防己,入十二经。尤善腰以下至足湿热肿盛。"黄元御认为防己可"泻经络之湿邪,逐脏腑之水气"。牛膝利尿通淋,可引水下行,叶天士言:"牛膝苦平清肺,肺气清则通调水道,寒湿下逐,营卫行而痿痹愈矣。湿热不攘,则大筋软短,而四肢拘挛,膝痛不可屈伸矣。牛膝苦酸,酸则舒筋,苦除湿热,所以主之也。"木瓜可舒筋活血、和胃化湿。三者共用,增强其驱下肢水肿之功。防己用量每日 5～10 g。

2. 治风水肿方

【方药组成】　麻黄 20 g,透骨草 20 g,松萝茶 20 g。

【适应证】　面部浮肿,继而遍及全身,或发热恶风咳喘,小便短少,舌苔薄白,脉浮缓或浮弦。

【功效】　疏风解表,宣肺利水。

【用法】　大枣 7 个为引,水煎服,如无松萝茶可用茶叶代替。

【按语】　《金匮要略》称本病为"水气",按病因、病证分为风水、皮水、正水、石水、黄汗五类。又根据五脏证候分为心水、肺水、肝水、脾水、肾水。至元代《丹溪心法·水肿》才将水肿分为阴水和阳水两大类,指出:"若遍身肿,烦渴,小便赤涩,大便闭,此属阳水;若遍身肿,不烦渴,大便溏,小便少,不涩赤,此属阴水。"水肿的治疗,《素问·汤液醪醴论》提出"去菀陈莝""开鬼门""洁净府"三条基本原则。治以疏风解表,宣肺利水,方用麻黄宣散肺气,发汗解表,以去其在表之水气;透骨草祛风除湿;松萝茶祛湿通络。

3. 治脾阳虚水肿方

【方药组成】　苍术 15 g,茯苓 25 g,泽泻 15 g,猪苓 10 g,车

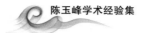

前子 15 g,大腹皮 15 g,桂枝 10 g,防己 15 g,木瓜 15 g,陈皮 10 g,白豆蔻 5 g。

【适应证】 全身水肿,下肢较甚,体重困乏,小便短少,舌苔白腻,脉象沉细。

【功效】 通阳利水,健脾和胃。

【用法及加减】 水煎服。治水肿单方:蝼蛄 7 个焙干为细面,黄酒送下。

【按语】 清代《证治汇补·水肿》归纳总结了前贤关于水肿的治法,认为治水肿之大法"宜调中健脾,脾气实,自能升降运行,则水湿自除,此治其本也"。同时又列举了水肿的分治六法:治分阴阳、治分汗渗、湿热宜清、寒湿宜温、阴虚宜补、邪实当攻。治以通阳利水,健脾和胃,方用实脾饮加减,方中茯苓健脾益气;加苍术、猪苓、泽泻以增化气利水之力;大腹皮、木瓜理气行水,利水去湿;车前子通利小便;加桂枝以助益气升阳化湿之力;防己利水消肿;陈皮理气健脾;加白豆蔻以增强化湿之力。

4. 治脾肾阳虚(阴水)方

【方药组成】 苍术 10 g,厚朴 15 g,附子 10 g,桂枝 10 g,陈皮 10 g,茯苓皮 20 g,姜皮 10 g,猪苓 10 g,泽泻 15 g,防己 15 g,大腹皮 20 g。

【适应证】 全身浮肿,下肢肿甚,胸满腹胀,小便短少,体重肢凉,倦怠懒食,苔白而腻,脉象沉缓。

【功效】 通阳温肾,健脾利湿。

【用法及加减】 水煎服。也可用中成药金匮肾气丸、济生肾气丸。

附方:经愈汤,经愈汤治初期风水肿有效,附子 10 g,桂枝

10 g,细辛 5 g,炙甘草 10 g,防己 15 g,知母 15 g,麻黄 15 g,生姜 10 g,大枣 7 个,水煎服。

【按语】《素问·水热穴论》指出:"故其本在肾,其末在肺。"《素问·至真要大论》又指出:"诸湿肿满,皆属于脾。"肺、脾、肾三脏与水肿的发病,是以肾为本,以肺为标,而以脾为制水之脏,诚如《景岳全书·肿胀》所云:"凡水肿等证,乃肺、脾、肾三脏相干之病。盖水为至阴,故其本在肾;水化于气,故其标在肺;水唯畏土,故其制在脾。今肺虚则气不化精而化水,脾虚则土不制水而反克,肾虚则水无所主而妄行。"治以通阳温肾,健脾利湿,方用济生肾气丸合真武汤加减,方中茯苓皮健脾益气;加苍术、桂枝、猪苓、泽泻,以增化气利水之力;厚朴、大腹皮理气行水;附子补火助阳;陈皮理气健脾;姜皮、防己利水消肿。

七、肢体经络系疾病

1. 治风寒湿痹方

【方药组成】 牛膝 15 g,川羌活 15 g,大秦艽 20 g,桂枝 10 g,威灵仙 15 g,薏苡仁 25 g,鸡血藤 15 g,桃仁 20 g,红花 10 g,海风藤 15 g,没药 10 g,五加皮 15 g。

【适应证】 四肢关节疼痛,肢体沉重,动则痛甚,舌苔白腻,脉浮紧或弦紧。

【功效】 祛风散寒除湿,佐以舒筋活血通络。

【用法及加减】 水煎服。痛甚者加川乌 10 g、草乌 2.5 g、全蝎 2.5 g、乌梢蛇 10 g。

【按语】《素问·痹论》云:"所谓痹者,各以其时,重感于风寒湿之气也。"《金匮翼》云:"痛痹者,寒气偏胜,阳气少,阴气多也。夫宜通而塞,则为痛。痹之有痛,以寒气入经而稽迟,泣而不行也。治宜通引阳气,温润经络,血气得温而宣流,则无壅闭矣。"牛膝活血通络、补肾壮骨,早在《神农本草经》就提到:"牛膝,主寒,湿痿痹,四肢拘挛,膝痛不可屈伸。"川羌活、秦艽、桂枝、威灵仙、海风藤、五加皮疏风祛邪;痹病日久,经络不通,血运不畅,故成瘀血,王清任言:"痹症总逐风寒、去湿热,但已凝之血,更不能活。"陈氏配伍鸡血藤、桃仁、红花、没药活通瘀血;若以肩肘等上肢关节为主者,为风胜于上,可选加威灵仙、没药、川芎祛风通络止痛。若以下肢关节为主者,为湿胜于下,选加牛膝、薏苡仁祛湿止痛,鸡血藤、海风藤、五加皮舒筋活络。

2. 治风湿热痹方

【方药组成】 黄柏 10 g,苍术 10 g,桂枝 7.5 g,川羌活 15 g,大秦艽 20 g,威灵仙 15 g,防己 15 g,鸡血藤 20 g,桃仁 10 g,红花 5 g,知母 15 g,五加皮 15 g。

【适应证】 关节疼痛、身热、屈伸不利,或肢体关节红肿,痛不敢触,舌苔微黄而腻,脉弦数。

【功效】 祛风除湿清热,佐以舒筋活血通络。

【用法及加减】 水煎服。痛甚者加牛膝;若红肿痛甚者,加金银花 25 g、连翘 15 g、生石膏 25 g;若手指关节痛可加全蝎 7～9 个有效。

【按语】 湿热痹是热毒流注关节,或内有蕴热,复感风寒湿邪,与热相搏而致的痹病。陈氏以黄柏清热燥湿,苍术祛风散寒、燥湿健脾,取二妙散之意,以苍术妙于燥湿,黄柏妙于去热,《医方考》言:"湿未尝痛,积久而热,湿热相搏,然后痛。此方用苍术以燥湿,黄柏以去热,又黄柏有从治之妙,苍术有健脾之功。"桂枝温经散寒;知母清热滋阴润燥,《金匮要略》提到:"诸肢节疼痛,身体尪羸,脚肿如脱,头眩短气,温温欲吐,桂枝芍药知母汤主之。"川羌活、秦艽、桂枝、威灵仙、海风藤、五加皮疏风祛邪;痹病日久,经络不通,血运不畅,故成瘀血,王清任言:"痹症总逐风寒、去湿热,但已凝之血,更不能活。"陈氏配伍鸡血藤、桃仁、红花活通瘀血;防己、五加皮利水除湿,鸡血藤舒筋通络。

3. 治寒湿腰痛方

【方药组成】　当归 15 g,川芎 10 g,鸡血藤 15 g,独活 10 g,杜仲 15 g,桑寄生 15 g,牛膝 10 g,狗脊 10 g,桂枝 7.5 g,茯苓 15 g,秦艽 15 g,没药 10 g。

【适应证】　腰部疼痛,转侧不利,俯仰不便,四肢乏困,膝软无力,脉沉弦。

【功效】　活血通络,除湿散寒。

【用法及加减】　水煎服。若四肢凉加川乌 10 g。

【按语】　本方为《备急千金要方》中独活寄生汤化裁而来。《丹溪心法》中认为"腰痛属火,寒凉之剂不可峻用,必用温散之药"。方中桑寄生、牛膝、狗脊补益肝肾、强筋壮骨;当归、川芎、鸡血藤、没药活血补血止痛,所谓治风先治血,血行风自灭;茯苓健脾益气,所谓取邪先补正,邪去正自安;独活、秦艽为祛风化湿之药可行与周身经络,取风能胜湿之意,更有桂枝温通经脉,化生营气濡养全身。

4. 治肾虚腰痛方

【方药组成】　补骨脂 10 g,山茱萸 15 g,杜仲 20 g,牛膝 15 g,川断 15 g,巴戟天 10 g,狗脊 10 g,当归 15 g,川芎 10 g,鸡血藤 15 g,桑寄生 10 g。

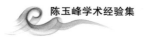

【适应证】 腰部疼痛,俯仰不便,四肢倦怠,小便频数,舌质淡,脉沉细。

【功效】 壮骨补肾。

【用法】 水煎服。

【按语】 《丹溪心法》中提出:"腰为肾之外候,转移阖僻者也,若肾气亏损则种种腰痛叠见而层出矣。"《素问·六节藏象论》记载:"肾者主蛰,封藏之本,精之处也。"今腰痛不能俯仰,乃精元亏损故也,四肢倦怠而小便频,乃精不化气也。方中杜仲、川续断、巴戟天补益肝肾、强筋壮骨;补骨脂、山茱萸、狗脊益肾填精;当归、川芎、鸡血藤活血补血,取精能生血之意。牛膝、桑寄生助川芎、鸡血藤活血通经,配合川断、巴戟天、杜仲补益肝肾,全方共奏补肾填精、强筋壮骨之功。

5. 治腰痛药酒方

【方药组成】 生川乌 35 g,生草乌 35 g,生杜仲 35 g,生加皮 35 g,忍冬藤 35 g,当归 35 g,生白芍 15 g,海风藤 35 g,乌梅 2 个,白酒 1 500 ml,冰糖 100 g,红糖 100 g。

【适应证】 腰部冷痛重着,转侧不利,逐渐加重,每遇阴雨天或腰部感寒后加剧,痛处喜温,得热则减,苔白腻而润,脉沉紧或沉迟。

【功效】 散寒除湿,温经通络。

【用法及加减】 先将前九味药水煎 2 小时。取药液加入冰糖,红糖,待溶化后再加入白酒即成。每日早晚各服一次,每次 10～20 ml。

【按语】 《素问·脉要精微论》指出:"腰者,肾之府,转摇不能,肾将惫矣。"《七松岩集·腰痛》指出:"然痛有虚实之分,所谓虚者,是两肾之精神气血虚也,凡言虚证,皆两肾自病耳。所谓实者,非肾家自实,是两腰经络血脉之中,为风寒湿之所侵,闪肭挫气之所碍,腰内空腔之中,为湿痰瘀血凝滞不通而为痛,当依据脉证辨悉而分治之。"故陈氏在治疗腰痛中,以川乌、草乌温经散寒;杜仲、五加皮补益肝肾;忍冬藤、海风藤通络止痛;当归补血活血、调经止痛;白芍养血调经、柔肝止痛;加入白酒振奋阳气、舒筋活血。

6. 治腓肠肌痉挛方

【方药组成】 全蝎1只,研成细粉。

【适应证】 腓肠肌痉挛。

【功效】 平肝息风止痉。

【用法】 取鸡蛋1个,去少量蛋清,将全蝎粉装入鸡蛋,用纸将鸡蛋封好,烧熟后食之。

【按语】 李中梓在《雷公炮制药性解》中云:"全蝎味甘、辛,性平,有毒,入肝经。主小儿风痫,手足抽掣。"同时提到"蝎之主疗,莫非风证,肝为巽风,宜独入之"。因此,陈氏在治疗腓肠肌痉挛时,独用一味全蝎,取其息风镇痉之功。

八、气血津液疾病

1. 治肝胃郁热吐血方

【方药组成】 犀角 5 g,生地黄 15 g,生白芍 15 g,柴胡 10 g,牡丹皮 10 g,焦山楂 10 g,黄芩 10 g,茜草 15 g,藕节 25 g。

【适应证】 胸闷郁闷不畅,心烦发热吐血,舌苔微黄,脉弦滑而数。

【功效】 平肝清胃止血。

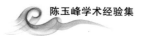
【用法及加减】 水煎服。若脉大口渴加生石膏25 g。

附方：醋煅花蕊石25 g，三七15 g，大黄5 g，共为细面，每服5 g。

【按语】 本方源自《医学金针》丹皮柴胡犀角汤化裁而来。《素问·六节藏象论》中记述"心者，生之本，神之变也"，陈氏认为患者发热吐血，心神必受其害，故用犀牛角（今用水牛角代替），清热凉血，镇静安神；生地黄、黄芩清热凉血，养阴生津，又恐凉血药多败营阴，又佐生白芍养血敛阴以制其性；柴胡疏肝气，牡丹皮凉肝血，二药合用可疏利气机，兼清肝热；茜草、藕节凉血止血而不留瘀；焦山楂行气化瘀。全方合用凉血不耗血，止血不留瘀，共奏清胃止血之法。

2. 治尿血经验方

【方药组成】

阴虚火旺型：牛膝15 g，白茅根15 g，生地黄15 g，知母15 g，黄柏10 g，小蓟25 g，藕节15 g。

肾虚不固型：牛膝15 g，熟地黄15 g，山药20 g，菟丝子10 g，枸杞子25 g，地榆10 g，小蓟25 g。

【适应证】 小便短赤带血，头晕耳鸣，神疲，颧红潮热，腰膝酸软，舌质红，脉细数。

【功效】 补肾清热止血。

【用法】 水煎服。

【按语】 尿血是指小便中混有血液，甚或伴有血块的病证。随出血量多少的不同，而使小便呈淡红色、鲜红色，或茶褐色。《金匮翼》中提到："溲血有虚有实，实者下焦积热，血为热迫，尿血成淋。虚者房劳内伤，血失统御，溺血不已。亦有心脏有热，热乘于血,血渗小肠而尿血者,当参合脉证治之。"对于尿血的虚证,陈氏偏于从阴虚火旺和肾虚不固两个方面探析,此两者以肾虚为本,均以牛膝补益肝肾,小蓟凉血止血、散瘀止痛,阴虚火旺型在补肾同时兼顾降火,加白茅根清热利尿、凉血止血,生地黄清热生津、凉血止血,知母、黄柏清热泻火、滋阴润燥。最后加藕节以增强止血之效果。肾虚不固型则加偏于补肾之药,以牛膝、熟地黄、山药、菟丝子、枸杞子补肾之虚,加地榆微寒,善清下焦血分之热而凉血止血。

3. 治阴虚火旺尿血经验方

【方药组成】　小蓟 25 g,藕节 15 g,木通 5 g,生地黄 15 g,滑石 10 g,焦栀子 10 g,白茅根 15 g,墨旱莲 15 g,郁金 10 g,牛膝 15 g,竹叶 2.5 g。

【适应证】　小便浑浊发赤,尿里混有血液,便溺时,尿道或痛或不痛,脉细数。

【功效】　清热利尿,化瘀止血。

【用法及加减】　水煎服。

附方:牛膝 50 g,郁金 25 g,共为细面,每服 5 g。

【按语】　本方系《济生方》小蓟饮子加减而来。陈氏认为本证多由下焦热结、热盛血瘀所引起,热伤血络则尿中混杂血液,小便浑浊发赤,热盛瘀重则痛,热衰瘀轻则不痛;故本方用小蓟凉血止血,利尿通淋为君药;生地黄清热凉血养阴,使凉血不伤阴;木通、滑石利尿通淋止痛;藕节、白茅根凉血止血,清热利尿;焦栀子、竹叶清泄三焦火毒自小便而出;墨旱莲补益肝肾,凉血止血;牛膝、郁金祛瘀通经,凉血活血。全方凉血止血与利尿通淋药合用,使凉血不耗血,止血不留瘀,利尿不伤阴。

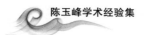

4. 治肠风下血(便血)方

【方药组成】 炒槐花 25 g,侧柏炭 25 g,炒荆芥穗 10 g,炒枳壳 10 g,炒金银花 25 g,地榆炭 15 g。

【适应证】 大便下血色红,或紫暗,或腹痛,舌苔黄腻,脉滑数。

【功效】 清热止血。

【用法及加减】 水煎服。

附方:① 中成药:搜风顺气丸;② 玉至丹。即鸦胆子仁每服 10～15 粒;③ 生椿皮 50 g,蜂蜜 50 g,水煎服。

【按语】 本方源自《普济本事方》槐花散加减而来。肠风之病源于《素问·风论》"久风入中,则为肠风、飧泄"。《太平圣惠方》提出:"大肠中久积风冷,中焦有虚热,时时下血,故名肠风。"陈氏认为,本病乃湿热邪气阻截于肠道,日久血败肉腐,则大便下血色红或紫黯,邪气阻于胃肠则腹痛,应用清热止血,疏风行气之法方可奏效。方中炒槐花凉血止血,清利大肠火热;侧柏叶凉血收敛止血,配伍炒槐花可增强其止血之功;炒荆芥穗能入血分,配伍上药疏风理血;地榆炭、炒枳壳行气利肠,所谓六腑以通为用,以降为和,促使余毒排出体外;炒金银花增强凉血止痢之功效。上药合用共奏清热止血之功。

5. 治肺胃炙热消渴(中消)方

【方药组成】 沙参 15 g,麦冬 25 g,知母 15 g,生石膏 25 g,天花粉 20 g,生地黄 15 g,五味子 5 g,芦根 15 g,玄参 20 g,玉竹 20 g。

【适应证】 口渴多饮,尿频量多,咽干舌燥,或消谷善饥,舌质红,苔黄腻,脉洪数。

【功效】 滋阴润肺,生津止渴。

【用法及加减】 水煎服。若消谷善饥加黄连 10 g、生地黄 20 g、熟地黄 20 g。

【按语】 消渴病是由于先天禀赋不足,复因情志失调、饮食不节等原因所导致的以阴虚燥热为基本病机,以多尿、多饮、多食、乏力、消瘦,或尿有甜味为典型临床表现的一种疾病。消渴之名,首见于《素问·奇病论》,根据病机及症状的不同,《黄帝内经》还有消瘅、膈消、肺消、消中等名称的记载。《黄帝内经》认为五脏虚弱、过食肥甘、情志失调是引起消渴的原因,而内热是其主要病机。消渴病的病机主要在于阴津亏损,燥热偏盛,而以阴虚为本,燥热为标,两者互为因果,阴愈虚则燥热愈盛,燥热愈盛则阴愈虚。治以滋阴润肺,生津止渴,方用消渴方加减,方中沙参、知母、天花粉清热生津止渴;加麦冬以加强生津止渴的作用;加生石膏清肺胃之热;生地黄养阴增液;五味子益气生津;芦根清热生津;加玄参、玉竹共奏滋阴润肺,生津止渴之效。

6. 治肾阴不足消渴(下消)方

【方药组成】 龟甲 25 g,知母 15 g,黄柏 10 g,生地黄 15 g,麦冬 20 g,桑椹 15 g 五味子 5 g,玄参 20 g,玉竹 15 g,山茱萸 25 g,枸杞子 15 g,天花粉 20 g。

【适应证】 尿频较多,浑浊不清,头晕肢乏,腰膝酸软无力,或口干舌燥,渴而多饮,舌质红,脉沉细而数。

【功效】 滋阴补肾,生津止渴。

【用法及加减】 水煎服。若气虚加人参、黄芪。

【按语】 消渴病变的脏腑主要在肺、胃、肾,尤以肾为关键。肾为先天之本,主藏精而寓元阴元阳。肾阴亏虚则虚火内生,上

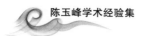

燔心肺则烦渴多饮,中灼脾胃则胃热消谷,肾失濡养,开阖固摄失权,则水谷精微直趋下泄,随小便而排出体外,故尿多味甜。本病的基本病机是阴虚为本,燥热为标,故清热润燥、养阴生津为本病的治疗大法。治以滋阴补肾,生津止渴,方用六味地黄丸加减,方中龟甲滋阴潜阳;知母、黄柏滋阴泻火;生地黄、天花粉清热生津;麦冬、桑椹养阴生津;五味子益肾缩泉;玄参滋肾养阴;玉竹养阴润燥,生津止渴;山茱萸固肾益精;枸杞子滋补肝肾。

7. 治外感发热方

【方药组成】 金银花 20 g,连翘 15 g,薄荷 10 g,荆芥穗 7.5 g,菊花 10 g,黄芩 10 g,知母 10 g,甘草 5 g,桑叶 10 g。

【适应证】 肢体疼痛,畏寒发热,或咽干舌燥,舌苔薄白微黄,脉浮数。

【功效】 解表清热。

【用法及加减】 水煎服。若身热肺火口渴者,加生石膏 25 g、大青叶 15 g。

【按语】 本方以清代吴瑭所著《温病条辨》中银翘散化裁而来。陈氏认为,肺卫感受外邪,卫气郁闭,开合失司,则恶寒发热;邪气犯肺,肺失通调,不能布散津液于口,故有咽干口燥,法当疏风透散以解表,辛凉宣肺以清热,方中金银花、连翘既可解表又可清热,故重用为君;薄荷、荆芥穗疏散风热,轻清达表;黄芩清利肺热;知母润肺生津;菊花、桑叶配伍宣透肺热,甘草调和诸药。

8. 治邪客少阳发热经验方

【方药组成】 金银花 25 g,连翘 15 g,柴胡 15 g,黄芩 15 g,

半夏 10 g,槟榔片 10 g,厚朴 10 g,草果仁 5 g,知母 15 g,甘草 5 g,生白芍 10 g。

【适应证】 机体先觉恶寒,继而发高热,胸满目眩,心烦欲呕,口苦不欲食,舌苔白腻,脉弦而数。

【功效】 清热和解。

【用法及加减】 水煎服。若发热往来者,加常山 10 g、白薇 10 g;若脉洪数、大热口渴,加生石膏 40 g。

【按语】 本方源自《瘟疫论》中达原饮与《伤寒论》中小柴胡汤加减而来,张仲景在《伤寒论》少阳病篇提出:"少阳之为病,口苦,咽干,目眩也。"陈氏在本证中认为患者先觉恶寒继而高热,是邪伏少阳半表半里之间,少阳枢机不利所致,胸胁是胆经所过之处,邪在少阳所以胸满;目眩,是胆火上逆引起;口苦,是胆汁不循经络所致。故以柴胡、黄芩配伍,柴胡可散外寒,黄芩可清里热,两者合用疏解少阳之邪;槟榔、厚朴行气导滞、辛散宣湿;半夏燥湿化痰、降逆止呕配合草果仁可增强祛湿之功效;金银花、连翘疏散表热,清解外邪;白芍敛阴养肝;知母、甘草滋阴和中。全方合用使湿气得化,外邪可解,少阳舒利。

9. 治阴虚发热方

【方药组成】 当归 15 g,生地黄 15 g,生白芍 15 g,银柴胡 10 g,秦艽 20 g,知母 10 g,胡黄连 5 g,鳖甲 20 g,地骨皮 20 g,青蒿 10 g,白薇 15 g,玄参 20 g。

【适应证】 发热潮热,午后较甚,日久不愈,烦躁不宁,或盗汗失眠,两颧发赤,舌质红干,脉细数。

【功效】 养血滋阴,清热退热。

【用法】 水煎服。

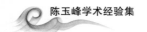

【按语】 本方源自《证治准绳》中清骨散加减而来。朱丹溪认为"阳常有余,阴常不足"。人体在日常活动中以阴精为基础,不断消耗且难以恢复,故阴常不足。《黄帝内经》中提出:"阴平阳秘,精神乃治。"张景岳提出:"阴阳之气最不宜偏。不偏则气和而生万物,偏则气乖而杀物。"陈氏认为本证患者午后发热显著,日久不愈且烦躁不宁,乃因阴精亏损,阳气浮越所致,阴阳不能和合所致;盗汗失眠、两颧发赤,乃阳不入于阴所致。本方用银柴胡清虚热,滋阴清火;地骨皮、胡黄连、知母均入阴分,能清里之伏热;青蒿、秦艽有辛散清解之能,能宣伏热达表;更有鳖甲滋肝肾阴,平肝潜阳;白薇、玄参、生地黄配伍可清营凉血,兼可滋阴;当归、白芍二药补血养血,以防清热之品耗血动血。配合成方,共奏养血滋阴之功。

10. 治气血亏虚发热方

【方药组成】 党参 15 g,黄芪 25 g,当归 15 g,甘草 5 g,白芍 20 g,柴胡 5 g,桂枝 5 g,白术 10 g,陈皮 10 g。

【适应证】 肢体发热,忽高忽低,经久不愈,气短心跳,或自汗头晕,倦怠懒食,易于感冒,舌质淡,脉沉细。

【功效】 益气养血,协调营卫,理脾和胃。

【用法及加减】 水煎服。若日久发热不退,是阴不敛阳,阳无所依,浮越于外,用导龙入海,引火归元法,于退热方中加附子 10 g、桂枝 5 g、炮姜 5 g;服药后热退即减,此药不宜常服(此属甘温除热)。

【按语】 本方由李东垣《脾胃论》补中益气汤加减而来。《黄帝内经》中指出"四肢皆禀气于胃而不得至经,必因于脾乃得禀也",而若脾气受损,则营卫之气不能化生,卫气受损则自汗、易于感冒,营气受损则肢体发热忽高忽低且病久不愈。陈氏借用李东垣"百病皆由脾胃衰而生"理论,以党参、黄芪、白术健脾益气,固表止汗,使中气生化有源;桂枝、白芍搭配调和营卫,使腠理开阖有度;陈皮燥湿化痰;少用柴胡升发阳气,以助脾胃运化气血;当归养血活血,所谓气为血之帅,血为气之母,不养血无以益气,不益气无以生血,更兼甘草调和诸药。全方共奏协调营卫、理脾和胃之功。

11. 治脾肾两虚再生障碍性贫血方

【方药组成】　何首乌 25 g,熟地黄 20 g,山茱萸 25 g,枸杞子 25 g,阿胶 10 g,人参 15 g,黄芪 30 g,白术 10 g,陈皮 10 g,鱼鳔 10 g。

【适应证】　颜面苍白,头晕耳鸣,腰膝酸软,四肢倦怠,饮食不振,或肌肤出有瘀血点以及齿龈出血,舌质淡,脉沉细。

【功效】　补肾健脾,养血益气。

【用法及加减】　水煎服。如饮食减少加焦山楂 15 g、焦麦芽 15 g、焦神曲 15 g、砂仁 5 g;皮肤出血加茯苓 15 g、远志 15 g、酸枣仁 10 g、藕节 20 g、龟甲 20 g;衄血者加焦栀子 10 g、生地黄 15 g、牡丹皮 10 g、生白芍 15 g。

【按语】　再生障碍性贫血是由多种原因引起的骨髓造血干细胞、造血微环境损伤以及免疫机制改变,导致骨髓造血功能衰竭,出现以全血细胞减少为主要表现的疾病。在诸多病因中,先天不足、药毒、疫毒为其主要病因;虚损虽在脾肾二脏,但病位却在骨髓,髓腔空虚,气血难以化生是其主要病机。《素问·五运行大论》云:"肾生骨髓。"《灵枢·决气》云:"中焦受气取汁,变化而赤,是谓血。"基于以上论述,临床上认为:肾主骨髓、脾主末梢,即骨髓渐成于胎中,末梢之血萌动于产后。脾肾亏虚是再生障碍性贫血的基本病理机制。脾主统血,主运化,为后天之本,气血生化之源。肾生骨髓,主藏精,精血同源,肝藏血,主疏泄,调畅气机。治以补肾健脾,养血益气,方用何首乌补肾养血;熟地黄滋阴补肾,养血补虚;山茱萸、枸杞子补肝益肾养血;阿胶滋阴润燥,养血补血;人参、黄芪、白术益气养血;陈皮理气健脾;鱼鳔养血止血。

12. 治脾肾阳虚再生障碍性贫血方

【方药组成】 何首乌 25 g,附子 10 g,肉桂 25 g,白术 10 g,黄精 20 g,山茱萸 20 g,人参 15 g,鹿角胶 10 g,黄芪 25 g,当归 15 g,熟地黄 15 g,砂仁 5 g,阿胶 10 g。

【适应证】 颜面㿠白,天然不泽,肌肉消瘦,倦怠嗜卧,心跳气短,畏寒自汗,脉沉细无力。

【功效】 温肾助脾,养血益气。

【用法及加减】 水煎服。中成药:参茸丸、八味地黄丸、十全大补丸等。

【按语】 临床发现有些再生障碍性贫血患者虽表现为阴虚阳亢之证,给以滋阴潜阳之剂,则出现阴冷泄泻、腰膝酸软等脾肾阳虚之证,说明肝阳上亢只是标,脾肾阳虚才是本。治疗中须根据疾病各阶段的主要矛盾,灵活变通。若患者临床脉证不合,证为阴分之表现,而脉为大或弦数;则为病机转化或趋恶化。治以温肾助脾、养血益气,方用右归丸加减,方中何首乌补肾养血;人参、黄芪、白术益气养血;附子、肉桂补血助阳,活血通经;黄精健脾益肾;山茱萸补肝益肾养血;鹿角胶补肾益精,补血养肝;当归补血活血;熟地黄滋阴补肾,养血补虚;砂仁理气健脾;阿胶滋阴润燥,养血补血。

13. 治阴虚阳亢再生障碍性贫血方

【方药组成】 龟甲 20 g,生地黄 15 g,知母 15 g,黄柏 5 g,玄参 15 g,山茱萸 15 g,沙参 15 g,阿胶 10 g,当归 15 g,白芍 15 g,黄精 15 g。

【适应证】 颜面萎黄,或苍白,头晕心悸,形瘦神疲,午后发热,头胀盗汗,或衄血及牙龈出血,舌干少苔,脉细数。

【功效】 滋肾养血,育阴潜阳。

【用法及加减】 水煎服。

另附方:骨髓丸。金银花 100 g,连翘 50 g,穿心莲 25 g,淡菜 15 g,当归 25 g,鸡血藤 25 g,黄精 30 g,大枣 50 g,龙眼 15 g,熟地黄 75 g,何首乌 50 g,龟甲 25 g,阿胶 50 g,牛骨髓 100 g,共熬成膏。

【按语】 血属阴,阴血虚,血不养心,故心悸;血虚上不荣清窍,故头晕;血为气之母,血虚者气亦虚,故见形瘦神疲;血不荣肤,故颜面萎黄,或苍白;阴血生内热,故午后发热;汗为心液,阴虚阳亢,常迫汗外溢,且多在夜间,故有头胀盗汗;舌干少苔,脉细数,亦为阴虚之象。治以滋肾养血,育阴潜阳,方用虎潜丸加减,方中龟甲滋阴潜阳,补肾止血;生地黄凉血止血;知母、沙参滋阴养血;黄柏、玄参清热凉血;山茱萸补肝益肾养血;阿胶滋阴润燥,养血补血;当归补血活血;白芍养血敛阴;黄精健脾益肾。

14. 治甲亢经验方

【方药组成】 龙胆草 10 g,夏枯草 25 g,生石决明 25 g,五味子 5 g,牡丹皮 15 g,黄柏 10 g,柴胡 7.5 g,草决明 10 g,生牡蛎 25 g,玄参 15 g,生白芍 15 g,龟甲 20 g。

【适应证】 双手震颤,睑裂增宽,眼球突出,甲状腺肿大,舌

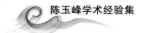

质红,苔薄黄,脉弦大而数。

【功效】 平肝潜阳,滋水涵木。

【用法】 水煎服。

【按语】 陈氏治疗甲亢,常从肝论治,以龙胆泻肝汤合镇肝熄风汤化裁,以龙胆草、夏枯草、石决明、草决明以清肝热、平肝潜阳,五味子收敛固涩、益气生津,叶天士认为:"五味益胆气而滋肝血,所以补不足也。"牡丹皮、黄柏均入肾经,可清热泻火凉血,兼能滋阴;柴胡疏肝理气,牡蛎、玄参、白芍、龟甲益阴潜阳,镇肝熄风。玄参下走肾经,滋阴清热,合龟甲、白芍滋水以涵木,滋阴以柔肝。诸药合用,以滋水涵木,潜镇肝阳。

第二节 妇 科 疾 病

1. 治血热经漏方

【方药组成】 炙龟甲 25 g,炒黄柏 15 g,炒白芍 20 g,炒香附 10 g,炒黄芩 15 g,炒椿皮 25 g,炒海螵蛸 20 g。

【适应证】 月经淋漓不止,日久不愈,血色紫黑,心烦发热,腰酸无力,颜面萎黄,脉细数。

【功效】 滋阴清肝,清热固经。

【用法及加减】 水煎服。

附单方:经血漏下不止者,用地榆炭 100 g,用米醋煎服,经血立止。若经血不止,腹痛者,脉弦滑,用逍遥汤加延胡索 10 g,香附 10 g,桃仁 10 g,红花 5 g,煎服。

【按语】 素体阳盛,或情志不遂,肝郁化火,或感受热邪,或过食辛辣助阳之品,火热内盛,热伤冲任,迫血妄行,非时而下,遂致崩漏。热伤冲任,迫血妄行,故经血非时而下,量多如崩,或淋漓不断;血为热灼,故血色紫黑;邪热内炽,津液耗损,故口渴喜饮;热扰心神,故心烦发热;邪热上扰,故头晕面赤。舌红,苔黄,脉细数,为血热之象。治以滋阴清肝,清热固经,方用清热固经汤加减,方中炙龟甲育阴潜阳,固摄冲任;炒黄柏、炒椿皮清热燥湿止血;炒白芍养血调经;炒香附调气理血止血;炒黄芩清热凉血益阴;炒海螵蛸收敛止血。

2. 治肺虚脾弱经漏方

【方药组成】　党参15 g,黄芪20 g,白术10 g,茯苓15 g,当归10 g,炒槐花20 g,炒白芍15 g,海螵蛸15 g,侧柏炭25 g,地榆炭15 g,棕榈炭15 g,远志10 g,酸枣仁10 g。

【适应证】　经血淋漓不断,经久不愈,头晕气短心跳,四肢乏力,颜面苍白,舌质淡无苔,脉沉细。

【功效】　益气理脾,和血固经。

【用法】　水煎服。

【按语】　妇女不在行经期间阴道突然大量出血,或淋漓下血不断者,称为"崩漏",前者称为"崩中",后者称为"漏下"。若经期延长达2周以上者,应属崩漏范畴,称为"经崩"或"经漏"。一般突然出血,来势急,血量多的称崩;淋漓下血,来势缓,血量少的称漏。崩与漏的出血情况虽不相同,但其发病机制是一致的,而且在疾病发展过程中常相互转化,如血崩日久,气血耗伤,可变成漏,久漏不止,病势日进,也能成崩,所以临床上常常崩漏并称。正如《济生方》说:"崩漏之病,本乎一证,轻者谓之漏下,甚者谓之崩中。"治以益气理脾,和血固经,方用固经汤加减,方中党参、黄芪、白术、茯苓、酸枣仁健脾益气以摄血;当归补血活血;

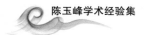

炒槐花凉血止血;炒白芍、远志益肾养血;海螵蛸固摄冲任;侧柏炭、地榆炭、棕榈炭涩血止。全方共奏益气理脾、和血固经之效。

3. 治经前疼痛方

【方药组成】 木香 5 g,香附 15 g,枳壳 10 g,当归 15 g,桃仁 10 g,红花 10 g,延胡索 10 g,没药 10 g,乌药 10 g,三棱 10 g,莪术 10 g。

【适应证】 月经提前,少腹胀痛,胸闷不畅,乳房胀痛,或大便秘结,舌质暗,脉沉细而滑。

【功效】 疏气活血化瘀。

【用法及加减】 水煎服。若大便秘结加大黄 10 g;乳房胀痛加生麦芽 25 g。

【按语】 素性抑郁,或情志内伤,抑郁不乐,肝气郁结,郁久化热,热伤冲任,迫血妄行,遂致月经提前而至;肝郁血海失司,故月经量多或少;血为热灼,故经色紫红,质稠有块;气滞于肝经,故经前乳房、胸胁、少腹胀痛;气机不畅,则烦躁易怒;肝经郁热,故口苦咽干。舌质暗,脉沉细而滑,为肝郁化热之象。治以疏气活血化瘀,方用膈下逐瘀汤加减,方中木香、延胡索、乌药活血行气止痛;香附疏肝解郁,调经止痛;枳壳理气宽中;当归养血柔肝;桃仁、红花活血通经止痛;没药理气止痛,活血祛瘀;三棱、莪术破血行气止痛。

4. 治经后腹痛方

【方药组成】 黄芪 20 g,党参 10 g,当归 15 g,川芎 10 g,炒白芍 25 g,炙甘草 5 g,桂枝 5 g,白术 10 g,广砂仁 5 g,炮姜 5 g。

【适应证】 月经错后,少腹疼痛,头晕气短,四肢倦怠,饮食不振,舌质淡,脉沉细无力。

【功效】　益气养血,健中和胃。

【用法及加减】　水煎服。若腹痛呃逆者加吴茱萸 5 g、半夏 10 g、生姜 10 g。

【按语】　营血虚少,冲任不能按时通盛,血海不能如期满溢,故月经错后,量少,色淡质稀;血虚胞脉失养,故少腹疼痛;血虚上不荣清窍,故头晕;脾主四肢、肌肉,脾虚则四肢倦怠;脾虚运化失职,故饮食不振。舌质淡,脉沉细无力也为血虚之征。治以益气养血,健中和胃,方用人参养荣汤加减,方中黄芪、党参、川芎益气养血;当归补血活血;炒白芍养血调经;炙甘草益气补中;桂枝温经通脉;白术补气健脾;广砂仁益气温中;炮姜温经止血,温中止痛。

5. 治不孕症方

【方药组成】　紫石英 15 g,菟丝子 10 g,女贞子 10 g,覆盆子 10 g,何首乌 5 g。

【适应证】　婚久不孕,月经错后,量少色淡,头晕耳鸣,腰酸腿软,眼花心悸,皮肤不润,面色萎黄,舌淡,苔少,脉沉细。

【功效】　滋肾养血,调补冲任。

【应用及加减】　水煎服。属血虚者,加当归、熟地黄、白芍、黄芪、党参;肾虚者加杜仲、紫河车;血寒者加炮姜、小茴香、附子;血瘀者加桃仁、红花、丹参;肝郁者加香附、木香、枳壳;痰湿者加苍术、神曲、半夏、茯苓、陈皮。

【按语】　陈氏认为不孕症在于肝肾精血不足,以紫石英为君,因紫石英养心安神、驱寒降逆,《神农本草经》言其可"补不足,女子风寒在子宫,绝孕,十年无子"。菟丝子、女贞子、何首乌

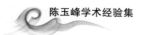

补益肝肾,覆盆子益肾固精,滋养肝血,黄元御认为其"入足少阴肾、入足厥阴肝经,补肝精血,壮阳宜子"。

6. 治缺乳方

【方药组成】 白芷 10 g,当归 15 g,川芎 10 g,穿山甲 10 g,漏芦 5 g,冬虫夏草 10 g,黄芪 15 g,路路通 5 g,通草 5 g。

【适应证】 产后乳少,甚或全无,乳汁清稀,乳房柔软,无胀满感,神倦食少,面色无华,舌淡,苔少,脉细弱。

【功效】 补气养血活血,佐以通乳。

【加减变化及应用】 水煎服。肝郁者加柴胡、青皮。

【按语】 缺乳,亦称"乳汁不行"或"乳汁不足",指妇人哺乳期间,产妇乳汁甚少或全无。妇女产后情志不舒,肝气郁结,气机不畅,乳脉淤滞,乳汁不行,白芷祛风燥湿、消肿止痛,叶天士认为其"入肝散风,芳香燥湿",妇人产后多瘀,当归、川芎以活血化瘀,穿山甲、漏芦、活络下乳;妇人产后多虚,当归可补血活血而不伤血,冬虫夏草补益肾精,黄芪补气以促进生血,路路通、通草宣络通乳。

第三节　其 他 疾 病

1. 治脱肛经验方

【方药组成】 党参 15 g,白术 10 g,陈皮 10 g,黄芪 20 g,升麻 10 g,柴胡 5 g,甘草 5 g,当归 10 g,山茱萸 20 g,生牡蛎 20 g,诃子 15 g。

【适应证】 每大便时直肠脱出于外,经久不愈,或气短头晕脉象沉细。

【功效】　益气升阳。

【用法及加减】　水煎服。

另附方：另外用鳖脖一个，焙干为细面，和白面一起做面条吃，不用盐酱，此方用之有效，此方亦适用于子宫下垂、胃下垂等证。

【按语】　小儿气血未旺，中气不足；或年老体弱，气血不足；或妇女分娩过程中，耗力伤气；或慢性泻痢、习惯性便秘、长期咳嗽引起中气下陷，固摄失司，导致肛管直肠向外脱出。中气不足，脾气不升而下陷，无以摄纳，故见直肠脱出，肛门坠胀；中气不足，则气短；脾气亏虚，运化无力，则食欲不振；舌淡、苔白、脉象沉细均为气虚之象。治以益气升阳，方用补中益气汤加减，方中党参、白术、陈皮健脾益气；加黄芪增强补气之力；柴胡、升麻升举阳气；甘草益气和中；当归补气活血；山茱萸补益肝肾，收敛固涩；加生牡蛎、诃子增强收敛固涩之功效。

2. 治目珠胀痛方

【方药组成】　夏枯草 25 g，枸杞子 15 g，五味子 5 g。

【适应证】　双眼胀闷不舒，疼痛，头晕，烦躁，舌红，苔薄黄，脉弦数。

【功效】　滋养肝肾，清热止痛。

【用法】　水煎服。

【按语】　夏枯草清肝泻火、散结消肿，枸杞子滋补肝肾、益精明目，五味子益气生津、补肾，《本草经解》提出："五味益胆气而滋肝血，所以补不足也，阴者宗筋也，肝主筋，味酸益肝，肝旺故阴强也。"

附　录

陈玉峰教授谈中医学习方法及发展

同学们进入大学已有一两年时间，我一直未跟大家见面，因为长时间不讲课，从退休到现在也已经有十余年的时间，过去我也是一名老师，在学校给学生讲课，我将利用今天的时间，给各位同学谈一谈有关如何学习中医的问题。我是一名老中医，在我们那个年代是如何学习中医的呢？有人在医私塾读一点医书，然后跟老师当学徒，学徒在那个时候很是困难，白天需要抓药干活儿，只有利用晚上的时间看书，就是这样的一个过程，一般学习满三年出徒，总体来说那个时期的学医条件十分艰苦。那为什么这么艰苦呢？由于那时处于封建社会，不注重中医，中医处于无人问津的状态，虽然中医学术在我国存在几千年，流传至今，但是发展受到了很大的限制，原因就是国家不够重视，直到解放以后，我们国家对于中医的重视程度极大提升，我们要认识到这样的一个客观现象。而如今，放眼全国，中医学院比比皆是，"中医学院"这样的称谓在过去是不存在的，当然也没有中医教育机构，所以学习中医的条件非常困难。这也说明了只有置身于社会主义环境下，我们才能享受到最优越的学习条件，究其原因,得益于政府的大力扶持,为大家五年的学习提供了良好的学习条件,而我所处的那个时代却没有这样的条件,所以我们现在第一个有利因素就是学习的条件优越。如今各位同学已经考入中医学院,接下来有一个明显的问题需要大家思考,那就是我们为什么要报考中医学院? 对于中医学院来讲,首先它是一所大学,而对于中医学术来说,它也是最高的学府。各位同学报考中医学院,学习中医,能够说明什么问题? 首先,是对中医的热爱,对中医有一定的认识,换言之,也是对中国医学充满兴趣。大家报考中医学院,这是追求自我兴趣的一个很好的象征,因为学习中医,归根到底是一个兴趣爱好的问题,如果对于学医不感兴趣,那么即使强迫大家学习,也是徒劳无功。对于大家来说,学习医学有多种选择,比如西医、中医,还有其他的医学,为什么单单学习中医? 道理在于我们学医的基本理念,也就是学医之后要为人民服务,这是必须要做到的一点。那应该如何学习中医? 我们过去没有现如今的条件,都是跟师学习,而如今对于大家如何学习中医,我将从下面四个问题进行概括介绍,第一个问题,在校期间如何学习;第二个问题,结业后如何学习;第三个问题,中西医如何结合;第四个问题,中医的发展前途。

一、在校期间的学习方法

第一个问题,在校期间如何学习。现在各位同学完全属于课堂学习,而且具有规律性。学习的首要问题就是要循序渐进,持之以恒,也就是学贵永恒。学习为什么要循序渐进? 我们现在在课堂中只学习中医基础课,这属于基础课程。学习中医我们要稳扎稳打,从零开始,从头学起。初次学习中医的大家,如同一张白纸,可以很好地学习吸收中医理论,因为没有参照物,

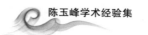

可以专心地学习中医。这里要强调次序的问题，"循序"就是次序，学习中医必须有基层，打好基础，而诊断、方剂、药物、藏象理论都属于基础。值得注意的是，在课堂当中只能先学习基础，课堂当中老师讲授的课程大家要格外注意，而且要做到课后复习。不学习基础课程是行不通的，万丈高楼平地起，一砖一瓦皆根基。我们要达到高峰，必须有基层，一步一步走到高峰，方能达到顶巅。如同上楼一样，也必须有基层，一节一节走到楼顶，这就是次序的问题。当然，坐电梯登高楼属于特例。学医要一步一步走，循序渐进。学习急不得，贵在持之以恒。这里的"恒"就是要有韧性、不间断。唐代大文学家韩愈曾说"业精于勤荒于嬉"，学习的重点在于"勤"，勤学；"荒于嬉"，"嬉"指的是游戏，对于学习的课程不在意，这是一个非常严峻的问题。

课堂的时间很有限，同学们的情况我也有打听，压力很大，因为有中医课程，又有西医课程。过去我们没有西医内容，完全是中医，也不能够全面学习，这是一个方面。所以这个期间就是循序渐进，做到重点的内容在课堂吸收。课外要反复学习我们课堂所吸收的东西，古人说："学而不思则罔，思而不学则殆"，学习以后要"思"，这里的"思"就是复习，如果不复习那就等同于没学。

我们学习很多的基础课程，但是有一个重点，那就是不光中医的理论，凡是科学都应这样，即在基础课方面必须要熟记，也就是记住，过去叫作死记硬背，有人还批评，不能这样卡压。其实不然，要注意，在基础课当中有几门必须得熟记，像脉学、药学、方剂学等，原因是什么？等大家结业以后，步入临床工作便有深刻的体会。

以《中医诊断学》为例，我们仅仅知道"浮、沉、迟、数"，浮脉主表，沉脉主里，数脉主热，迟脉主寒，那还不能解决问题。一个浮脉当中还能包括多少内容？浮迟中风，浮数风热，浮紧风寒，浮缓风湿，浮虚伤暑，浮芤失血。大家看一下，一个浮脉兼有多少证？沉脉也是如此，沉迟内冷，沉数内热，沉滑痰湿，沉涩气瘀，这其中又包括多少内容？这些都要熟记，因为中医的基础理论就是临床诊断，望闻问切和诊断，再通过四诊八纲进行辨证论治。这不同于西医学，因为两者属于两个体系，这是脉学方面必须要掌握的，二十七部脉为重点内容，要熟读于心，而重中之重便是浮、沉、迟、数、滑、涩、虚、实、长、短、洪、微。

再以《方剂学》为例，有人提出方剂学理解就可以，我认为这门课程仅凭理解是远远不够的，例如：四物汤补血，四君子汤补气，我们很好理解，归脾汤、十全大补汤，这也熟知，但不熟记，方药组成便把握不准，这很关键！如果大家开十全大补汤的方药，不能只开出十全大补汤的方名，必须列出单味药，并附上份剂。往往有些同学毕业之后，不熟悉方药组成，忘记如何开方，忘记归脾汤的药物组成，令人着急！这说明什么问题？就是对这些内容不熟悉，那我们应该掌握每一味中药。药有寒热，有攻、和、吐，对于每味药的功效都应掌握。中医学术，不能单单掌握中药的性质，那是不可行的，不能大概认为这味药治这种疾病，那是概括论。用药如同用兵，队伍当中某一个士兵具体能做什么都要精准掌握，用药也是如此，哪味药治病有效，都要掌握。如果不熟，治病将没有效果或者效果大打折扣。背诵、记忆是一门苦差事，苦过体力活，大家必须在课后不断学习，持之以恒。

在此基础上，大家只有利用校内课堂学习的机会，扎实背功，用时才能得心应手。所以这几门课程就是需要背诵，先理解后熟背。对于一般的中医课程，像四部经典，大都可以理解，而《伤寒论》中提纲证必须得熟记，其他理论可以理解。有些内容

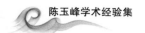

必须得背诵、背熟,像前面概括的脉学、中药、方剂,如果不背诵,等到临证时便十分困难。"业精于勤荒于嬉",背诵期间,我们应该看与课堂有关的内容,另外的书籍少涉猎。经常观摩真的可以巩固我们的学习,课堂的学习很宝贵,五年求学,光阴迅速,转眼间毕业。这是第一个问题,关于课堂学习,我就强调这几点,一是重点要背,要死记。我在六几年给学生上课的时候,有时一背就很多篇,讲《黄帝内经》背多少篇,真是用过苦功,而现在这些学生在外工作,地点遍布多县,而且一般都是主角儿,他们熟练地掌握知识,而且也都苦练过。再一方面,如果课堂时间被荒废了,以后大家是找不回来的。

这就是我的学习方法,勤学苦练,还要"敏而好学,不耻下问"。勤学勤问,跟同学互相磋商,有的内容你没有吸收但他可能明白,这样相互请教,相互促进,我学医的时候就是如此。毕业以后,我作为学徒,历经七位老师,与大家在校学习不同,我跟七位非常专业的老师学习,自己也是非常刻苦、非常专心。

这是第一个问题,在课堂就要这样学习,我们课堂当中所有的书籍,中医、西医与之关联的必须要熟练。

二、毕业后的学习方法

第二个问题,结业后的学习。这个问题非常关键。结业后大家走向工作岗位,没有了在课堂跟老师学习的机会。大家现如今,上完课之后去临床实习,所谓的实习就是我们在住院处跟老师学习,学习老师如何诊病、如何把脉,如何开方,将这些内容熟记于心,并跟踪观察患者病情是否好转,用药是否有效,这些都是经验。大家这一期间的学习属于实习,但是实习时间毕竟短暂,时间仅是一年,还是远远不够的,但也可以是解决临床问题的方式。只有在校学习才能得到这样的实习机会,等到大家结业以后就不存在这种情况了。结业后的工作方式是独立思考,这期间不同于大家在校内学习,那这期间应如何学习? 要博览群书,勤学苦练。什么是群书? 群书就是围绕中医理论的书籍,我们可以多看、多学、多参考。那我们现在是否能多看群书呢? 在课堂学习期间是不可以的,因为博览群书容易将基础课丢掉,顾此失彼,结果课堂知识没有学好,所以行不通,这就要循序渐进。大家结业以后步入工作岗位,就要做到博览群书,只要是与医学有关的书籍,大家都应浏览揣摩,还要勤学苦练。这个阶段最是困难。之前在学习过程中,你们遇到不懂之处可以咨询老师,那结业之后遇到问题该向谁请教? 大家独立接手工作,如果一病一问,不好意思,也不太合适。打铁还需自身硬,所以自己对于基础知识要牢牢掌握,不熟练的话可能会有书到用时方恨少的感觉。这期间如果不多学多看,知识面便得不到拓宽,对于博览群书,自是困难。中医的书籍,汗牛充栋,浩如烟海。不论其他,单看学校图书室,便能管窥一二。图书室虽小,但收藏书籍之多,不用记忆单是浏览也是需要极大的工夫。如何解决这样的问题,困扰着在座的每一位,但是你也不用气馁,因为学习有了一定基础,在扩展知识面的同时,做到博览群书,不要理会书籍数量太多。关于学习,古语有言"书山有路勤为径,学海无涯苦作舟",中医书籍如此之多,我如何学得过来? 如何找到掌握它们的门径? 是可以找到的,就是"勤",只有"勤"能找到门径。登山无路,通过"勤",就能找到周边路径。中医书籍浩如烟海,无边无际,如何学习? 如若渡海,须有舟船,学海无涯苦作舟。尽管书籍很多,漫无边际,只要勤学苦练,自然会有舟船渡海,到达彼岸,归根结底便是勤学苦练。

不同于课堂学习，这期间可以有时间结合实际临床，看一看具体的疾病。然后品读古人的著作，做到"持之以恒，学贵有恒"，将来便会逐步有所提升。并不要求大家毕业以后对于所学内容能够全部掌握，认为自己一切都行，那是不现实的，因为大家没有经过实践。现在课堂所学的只是理论，理论必须通过实践的检验，这就是理论实践相结合。对我而言，行医50余年，面对疾病也不能完全明了，也有困难之处，当然，还不至于有大的困难。这不是简单的事情，是50年的经验积累，你们毕业后的学习，结业工作，这个期间最为关键。前面提到我有七位老师，在我开诊之时，对于不明白的，自己治疗效果不佳的疾病而别人能够治疗有效，我便登门求解，就是"敏而好学，不耻下问"。他人医术比我高明，有的理论未必高于我，但是能够医治好疾病，我就应该向其学习，虚心使人进步。虚心互相研究，要有一股"恒劲"，就是"学贵有恒""持之以恒"，不能松懈，逐步地完成学习任务。

同学们报考中医院校学习中医，而中医这门学问并不简单，学医的目的是保护人类健康。范仲淹曾言"不为良相，愿为良医"，良相能医国治国，良医能医治人民。我们的责任很是重大，因为人民的健康都托付在我们身上。学医不是易事，并非一学就会，如果学来容易，众人便都趋之若鹜。尤其中医学术，中医学习的困难在什么地方？它与西医不同，西医具有系统性，也有系列教材，而中医学习起来比较困难，过去没有统一的教材，名老中医著书立说，观点各有不同，例如金元时期，刘河间主清热，张从正主攻下，李东垣健脾胃，朱丹溪主滋阴，每位医家的理论体系不同，方剂也不一样。大家学习中医，这四位医家都要掌握。所以，中医和西医是两套理论体系。西医有系统，有科学，用药也一样，比如得病需要消炎，其用药比较固定。而中医用药多样化，十人十方，归根结底治愈疾病是唯一目的。中医治疗较为繁琐，对于诊断、中药、方剂都要掌握，才能正确治疗疾病。反观西医，有单独的制药专业，有特定的药师，而中医则要掌握几套本领，即使现在的中药学专业，也要懂得中医内容。中医如果不学习中药，丸药尚可，而汤药以补中益气汤为例，治疗何种病证？从汤名可知具有提气作用，但仅知道汤名，不知晓组成是远远不够的。所以，中医学习起来十分困难，这一困难如何解决？就如刚才所说，"书山有路勤为径，学海无涯苦作舟"，必须做到勤学苦练，最后方能到达顶巅。结业之后，自己还要闯荡一番，寻找门路，按照你们的所学基础，前途十分可观。

这是我们在课外即结业之后如何学习的问题。学，然后知不足；教，然后知困。你们结业之后会更有体会。现如今的课堂学习，有些同学忽略某些内容，怠惰因循，以能毕业能及格为标准，这是错误的想法，毕业以后，本领必须要熟练掌握。学然后知不足，教然后知困。当身处临床，遇到不明白的地方，才知道学有不足。对于多年从事教学的老师，教学之后，方觉学有所困。你们毕业以后，从事门诊、教学或是其他工作，便能深切明白。再者，起初学习时，基础知识要扎实掌握，临证时方能减少困难，这是结业之后如何学习。这个学习就是持之以恒，勤学苦练，坚信没有完不成的目的。求学方面，《劝学》有言"锲而不舍，金石可镂，锲而舍之，朽木不折"，这句话的含义是，当遇到困难时，只要坚持不懈，即使在金石上雕刻，也能慢慢刻出字来。如果光说不干，不能坚持到底，即使朽木也不能被折断。这也说明了古人锲而不舍的学习精神。这是第二个问题，结业后如何学习。勤学苦练，敏而好学，不耻下问，经常与医术高明的人士交流，这也是我有七位老师的原因。那个时期与现在不同，药方不

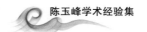

能留下,患者将医生开具的方药送到药房进行取药。在我临证期间,也时有碰壁,对于治不好的疾病,若他人能够治疗,我便请教患者病情如何好转,服用何种药物,再仔细揣摩药方,不得不感慨处方的精炼,然后到老先生家中拜师学艺,如此而已。正逢年少,敏而好学,久而久之,思维不断拓广,投师访友即是此理。现在不必如此,大家同学众多,"三人行必有我师",人人都有可取之处,各有专长,互相学习。

三、中西医结合的方法

第三个问题,中西医如何结合。这与我们息息相关,大家工作后便会面临,现如今谈论也是十分必要,就业之后你们势必身临此种境遇,所以,要牢记这个问题。现在就是结合,为何现在你们既有西医教材又有中医教材?这就是中西医结合的一个正确方向,而且是最为正确的。这其中也有一个问题,就是中西医结合必须以中医为主。过去我们的授课分配,55、58、59、60级学生,中医学院的课占到70%,原因为何?现在政府规定,学习中医就是如此。像我这样的年纪,与胡永盛老师一道,在吉林市还学习过2年的西医。中医都要学习西医,而西医也都要学习中医。这只是开诊工作的,现在的你们学习中医的同时直接带着西医课程,这是一个正确的方向。中西医为何要结合?中医理论系统化不强,有些地方复杂深奥,不易解释,尤其诊断方面,难以理解的地方,应该慢慢体会。望、闻、问、切本是科学,但是学起来困难,而西医利用科学仪器帮助诊断,同时比较系统化,我们现在必须掌握西医的基本课,比如诊断、生理、病理这些课程,当然,中西医结合必须西医为辅,中医为主。这也意味着将来你们自己工作时,能将中西医完全结合起来,这是各取所长,各舍所短。对于中医和西医,各有所长。但也有人质疑,中医很多内容不科学,有此言论,足以证明他是不懂中医学术。中西医各有所长,政府提出两者结合,给出了正确发展方向。中西医互取长处,有助于明确诊断。治疗方面,中西医有各自体系,西医用西药,中医用中药。这样一来,有益于患者,我们也能做到心中有数,绝对不能耽误病情。诊断明确,用药有方,中西结合,优势明显,这得益于中西互相结合各取互相之长,而非攻其所短。学习西医之后再看中医,说其不科学,那便是不懂中医。作为中医人士,若对西医持否定态度,也是错误之举,西医有其自身优势,举例来说,对于急症进行手术治疗,高热打点滴,见效迅速,但是针对慢性病,中医自有办法,而且潜力巨大。

我们继续分析,中西结合是一个正确的方向,现在的西医也要向中医学习,是否好做? 不好做。以我们毕业的地方为例,有些科室的人员学习西医之后,舍弃中医,完全西医化,无人使用中医,这是个很大的问题。我们身处中医学院,培养出来的学生要去维护中医,它是中国的宝贵遗产,我们必须要维护。要在中医方面发挥我们的技能,为人民治疗。这是中西结合,将来你们在毕业以后会接触到的问题。现在,除了中医课程外,西医基础课程必须熟悉。面临诊断,要结合视、触、叩、听,若不懂听诊,如何知道听诊部位? 这些内容其实我们都曾学过,但是现在基本不用,原因为何? 到了我这样的年纪,用不到这些,通过眼睛诊病足够,你们不能如此,你们尚且年轻,必须努力,中西医结合是正确的方向。

四、中医学术发展前途

第四个问题,关于中医学术发展前途的问题。"中国医药学

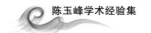

是一个伟大的宝库,应当努力发掘加以提高。"这是毛主席所言。"中国医药学是一个伟大的宝库"这一句大有文章,关于"宝库"这个问题,大家应该注意,不能学习中医以后,扬言中医不科学。西医西药治疗疾病省事简单,感冒开方服用解热药,那就完全摒弃了中医的精神实质,着实可惜。单不说中医理论,就中国医药学而言,中药蕴含着巨大潜力。结合现在的疾病来看,急性病经过医院治疗很快好转,而慢性疾病迁延难愈,中药治愈的疾病举不胜举,单吃中药疾病痊愈并非适逢其会,而是有道理可言。中国历史悠久,数千年来,人民的健康在没有西医的干预下,完全庇佑于中药,繁衍至今,实践证明一切。现如今许多乡下百姓信奉中药的有效性,乐于使用中药,这种实践是最好的说明。实践来源于群众,如果中药没有疗效,即使免费服用,因为口感不佳,估计也是无人问津。这足以说明中国医学、中药、中医,具有一定的宝贵经验。正是如此,现如今,政府对于中医的重视程度逐渐提升,官方文件多次强调,必须努力发展中国的传统医学。而如今,中医的内在潜力没有完全激发出来,以中药为例,仅凭丹参或当归这样一味药研制而成的中药注射剂效果十分满意,但其实,效果显著的中药注射剂比比皆是,并非局限于丹参、当归,只因尚未得到完全挖掘。中医治疗效果,并非不可思议,却也十分神奇,因为其中潜藏着真精神。举例说明,在我治疗方式最为出奇的疾病当中,出血是一个非常严重的疾病,不论是呕血还是吐血,闻之丧胆。在中医理论层面解析吐血,属于热伤阳络而吐血,多数情况源于热邪,热伤阳络则吐血,热伤阴络则下血。因为血得热则沸腾,人体内的血液在热邪的作用下沸腾,喷涌而出,临床吐血多见于胃呕血、肝呕血、肺出血。我治疗过多例吐血十分严重的患者,仅凭中医三味药:醋煅花蕊石、旱三七、大黄,效果十分了得,这三味药剂量如下:一两醋煅花蕊石,五钱旱三七,一钱大黄,压成面儿,每服 5 克。对于临床 99％的吐血患者,不论吐血严重到何种地步,药到血止,不留病根,由此证明,中药治病效力非常可观。再如痢疾,或者我们所说的湿痢,西医所谓的阿米巴痢疾,泻下不止,时有便血,此病尚无特效药。中药当中的鸦胆子对于痢疾具有 80％的治愈率,此药在药铺随处可见,大小如同芝麻粒,一般服用十粒左右,对于大便便血、血痢、脓痢、久医无效者,仅凭这一味就能取得满意疗效,而中药复方就更加不言而喻,由此可见,仅凭单味中药,可见中药的潜力之大,只是苦于未完全发掘。中国医学是一个伟大的宝库,政府提倡大力发展中医,这是为何?通过我自身经历跟大家讲一讲,前些时日我从北京归来,从北京的名老中医口中得知,现如今的中医学,我们自身无视它的存在,但放眼欧洲如英、法、德、意,邻近国家如日本,都在第一研究针灸,其次研究中药,完全研究中医理论和中医中药。甚至有人来我们这里聘请讲学老师,但并未如愿。因为年长的出不去,年轻的上不来,处于青黄不接的状态。这足以说明什么问题?假设中医并非宝贵,西洋人怎会研究?以李时珍的《本草纲目》为例,英、美、法国早就存在翻译版本,苏联的译本将其视为科学的植物。《本草纲目》被欧洲人所熟知,除了药物学家,同时也受到了科学家、植物科学家的青睐。意识到了中药作用的显著,如果脱离中医理论指导而盲目地研发中药则不会取得成功。中医是我国的国粹,西方想要拿去发展,但缺乏传统的中医理论,他们对于四诊、针脉可谓一窍不通,都需向我们学习,这些都是中医学的精华。身居北京的几位老先生指出现如今面临的问题是,如果当下中医学发展我们不再抓紧,将来便会受制于人,向他人学习。西方如欧美国家的法

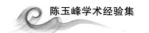

国、英国、美国还有日本，对于中医的研究非常重视，与我们不同，等到西方国家将中医理论研究透彻，药物研究清楚，我们逐渐落后再转身向其学习，不但可怜，更是耻辱，政府和人民心系于此，这是当务之急。

试想今后发展中西结合，政府积极倡导，助力发展中医，逐步实现中医现代化，实属不易。中医现代化也就是中医科学化，并非能够简单达成，对于现代化大家基本能够学有所成，掌握的西医理论诊断，而在诊断方面富有科学技术即所谓的现代化。用药方面如何？对于中医而言非常困难，中医药数量巨多，开方熬药，都非易事。中医走现代化之路，中药面临大改革，将疗效尚佳的中药进行提炼，或者进行剂型改革，如制成汤剂、液剂、注射剂等。我们如何命名改革之后的中医现代化？这是名副其实的祖国中医药学，是中医药的发展意图，我们的发展前途也是如此。遗憾的是，我们这般年纪怕是无法见证。这是一个阶段，也是一个过程。我认为中医科学化也好，中医现代化也好，中医发展前途完全寄托在你们身上。这不是鼓励，是因为你们现在正是年轻发展的好时期。现在你们的身份是学生，将来还要当先生，你们会比先生还要高明。韩愈曾说："师不必贤于弟子，弟子不必不如师。"当下你们学习到的知识有限，没有老师知识渊博，毕业之后定会超越老师，所谓后来者居上。"闻道有先后，术业有专攻，如是而已。"现在你们向老师学习知识，毕业之后你们还可以指导老师。老师之所以能指导你们，并非懂得多而是学得早，"闻道有先后"。你们学习之后，定会超越老师，这是后来居上。荀子所言为何后者技高一筹，只因"青出于蓝而胜于蓝"，大家都应知晓，"青"指染料而言，此染料来自何处？是由大青叶殴打而来，"蓝"即板蓝根，又称大青叶，这句话本意是指染料从大青叶提炼而来，但颜色比大青叶更蓝。又言"冰结于水而寒于水"，冰由水而成，但水结为冰后更寒于水，这是什么道理？也可以用"后来者居上"解释。现如今不必多言，科学发展日新月异，对于中医药课的学习，我与大家不可同日而语，有些新的内容于我很是陌生，这是社会发展的缩影。在当前背景下，大家前途十分可观，所以，中医今后发展的重担便落在了你们的肩上。研习科学并不简单，要做到"学贵有恒"，勤学苦练，同时也要心态放松，兴趣引导，如同观看小说般沉浸其中，不断深入。学习中医要耐得住寂寞，不能因为有些内容枯燥无味，便索然无趣，正是枯燥无味之中方才藏有真知灼见，以上便是我所论及的毕业以后中医的发展。今后中国的发展，定能达到中国新医药学地步。同时又有两个问题，一个是关于治疗的问题，前面介绍了治疗吐血的案例，临床内容点到为止，因为后期你们会有临床课程，等到大家课堂学完之后的临床实习再接触病案尚且来得及，届时我再向大家介绍，现在还为时尚早。如果过早的讲解医案反而影响你们的思维，等到临床实习再学习最为合适，因为你们那时正逢其时，所以不用求之过急。

有的同学想听一听我关于中医学抛弃糟粕问题的介绍。中医书籍浩如烟海，理论繁琐繁杂，糟粕与精华并存，因此，毛主席曾说，对于西医外国的资料，也要批判着学习，我们学习祖国的文献，去伪存真，取其精华去其糟粕，绝不能兼收并取，不管好赖都吸收，那是错误的。中医理论博大精深，如果课堂一味念书，即使念够五年也是不行，那如何解决？这时就要取其精华，去其糟粕。什么是糟粕？大家可以思考，《内经》当中就存在不合适的地方，这些内容存在于几千年以前，当时科学不发展，尤其在封建迷信时代，往往有糟粕的东西很是平常。但总的来说，糟粕还是少数。单论四部经典,大部分内容属于辩证唯物,糟粕内容其实很少。像《黄帝内经》当中有关做梦、阴阳二十五人的内容都不太实用,遗篇《刺法论》那些属于糟粕,大家以后慢慢就能理解。而中医的四诊,望、闻、问、切,还有八纲辨证,完全都是精华。比如藏象论,将来你们学习的时候要注意,是没有一句糟粕的。尽管与西医相比无法说明它的科学性,而且艰涩难懂,但中医有自身的理论,它与西医体系不同,两者都是为了治愈患者,殊途同归。在治疗方面,中医用药并非一成不变,而是具有阶段性。像古代的中医著书立说,汉代有汉医,以张仲景为代表,前汉不必多说,刘邦时期淳于意最具代表,淳于意受业于杨庆,杨庆师承于扁鹊,《脉经》这部著作便经杨庆传承于淳于意。中医理论中有关脉经脉案,完全是西汉刘邦时期淳于意流传而来。再看《扁仓列传》,涉及很多关于淳于意的医案,而且非常完整,里面尽是精华。东汉时期,代表人物便是张仲景、华佗,华佗专主外科,张仲景专主内科,其所著内容也都是精华所在。可以说《伤寒论》当中没有糟粕。其中一点,与现在相比,用药少而精,可能与当时药物种类较少有关。汉代之后,由三国再到两晋时期,当属王叔和的《脉经》出彩。由两晋到六朝再追溯至唐宋元明清时期,便不得不提金元四家,金元四大家中的张子和、李东垣、刘河间、朱丹溪每一家都有他的精华之处。到了唐宋元明清时期,唐代医学得到了十足的发展,孙思邈的《备急千金要方》治疗效果非常不错,而宋代的医学发展,由于缺乏理论,在想象中著书,因此,存在一定的糟粕,而且这种方式也是不可取的。古人著书,有的重理论,轻治疗,有的治疗效果好但缺乏理论依据。像王清任的《医林改错》,书本精简,篇数不多,究其理论,有的值得商榷,但不足以称之为糟粕,虽然理论论述不足,但疗效十分可观。再比如，吴茱黄汤治疗范围非常广泛，是何道理？从实践可知它的有效性，但理论却不充分，不可称其为糟粕。唐宋以后的中医著作，数以千计，内容良莠不齐，既有糟粕，也有精华，并非三言两语能解释清楚。像《黄帝内经》，讲授内容也是有选择性，有些内容真是形而上学，不切合实际，这就关乎我们中医今后的发展，不能兼收并取。但如果有人认为中医不科学，单纯地认为弄点草根树皮就能治好疾病，那完全属于诽谤，是无稽之谈，这种人肯定一点不了解中医。中医是国粹这是不争的事实，如今，欧洲西洋研究中医，也是因为其中有可研究的内容，他们用之有效。现在用中药单药治疗疾病的不在少数，比如还魂草这味中药，我们用其退热，那效果不是很可观吗？此药可谓下一代青霉素，这仅是沧海一粟，中药当中比还魂草效果好的比比皆是，但是挖掘得不彻底。中医发展大有潜力，关键在于我们怎样学，怎样发掘。发掘不是随口一谈，说说了事，而是要下功夫。对于科学如果不用力、不使劲，是无法达到目的的。追求科学没有捷径可走，就是踏踏实实，实事求是。中医疾病，并非我妄言，对于慢性病只要辨证准确，效果立竿见影。而且，现如今西医大夫的家属都找我看病吃药，道理不言而喻，小孩也是如此，为何不吃西药？因为见识到了中药的力量。但同时也忽略了中医，只认识到中药的力量，如果没有中医理论指导，中药也是无法达到理想效果的，中医中药互相协力，不能将两者孤立分开，所以中医发展桎梏源于此。学习中医，几年下来，学点皮毛，最后只觉中医费事，将其丢掉，完全西医化，这是不可取的。我们一直主张中医科学化，届时如果中医西医化，那将是个可悲的现象。所以今天给同学们介绍这个问题，结业以后独立工作，我们应如何看待中医。中医就是中国的国粹，实事求是而言，中国几千年,人口十几亿,过去没有西医却能繁衍至今,怎能否定中医的作用? 当下赤脚医生通过草药治愈疾病,这是摆在眼前的事实,毋庸置疑。但这尚属于简单操作,我们深入研究更为妥帖。现在令人担忧的问题是什么? 就是后继乏人的问题,"文化大革命"十年,尤其咱们中医学院没有招生。十年时间,对于中医学院来说可谓十年浩劫,对于吉林省也是重大损失。年长的像我们这般七十多岁,行将就木,而年轻的没有接续上来,这岂不就是青黄不接? 这时候如果不加以努力,那么中医如何发展? 不禁感慨,前途渺茫! 当我跟北京医家谈论时,中医发展并未间断,仍然感觉尚有不足,有时在课堂当中,西医和中医评论起来,不是以中医为主,而是两者平等,对此也习以为常。学习中医就应该以中医为主,西医为辅,分清主次。我们的任务是发展中医,当学来学去,摒弃中医,完全西医化,还谈何中医学院? 如果祖国伟大的宝库完全被淹没,那将十分可怜。十几年后的你们必定能见证中医发展的现代科学化,那时西洋将向我们学习请教。现如今我们去日本教学,西洋人就前来聘请教员,我们并未理会。将来你们出去讲学,西洋人随处可见,这是摆在眼前的客观事实。他们不懂中医,而西医要研究中医必定研究中医的理论。你们报考中医学院,肯定是兴趣使然,大家今后临诊如何认识中医,怎样发掘中医学这一伟大宝库,都是很重要的问题。毛主席所言极是,但是如何学习中医学,那就凭借我们自身的努力了。

　　以上就是我今天给同学们介绍的几个问题,再次强调,大家要注重在学校课堂学习,所有的课程,必须要熟,有的重点内容要熟读、熟记,在这期间必须完全巩固课堂所学的东西,不能有所遗漏,在这期间也不要翻看其他杂书,而是以中医为核心,巩固你们的学习。毕业以后，步入工作岗位，要博采众书，勤学苦练，开阔思路，并对知识是否正确作出甄别，明辨糟粕还是精华，你们如果能分辨出来，那就是实践的能力。同时发展你们的技术，持之以恒，勤学苦练，"书山有路勤为径，学海无涯苦作舟"，归根结底就是"勤""苦"二字。大家如果对于中医想要学有所成，就要做到勤学苦练，没有其他的窍门，也没有捷径。不勤学，不苦练，不持之以恒，无论中医西医，要学得很好都是不可能的，对于学问必须下苦功。你们进入工作单位，对同事还要勤学好问，见到年长者，可以与之交谈，从中得到的见识是书本当中学不来的。第三个问题中西结合，中西医必须结合，各取所需，这是最正确的方式。我们中医学习西医的诊断方法、科学抢救，西医学习中医的慢病治疗，以中医的理论——望闻问切、八纲辨证，治疗疾病，彰显疗效。这两种医学结合起来，对于患者可以起到很好的救死扶伤的作用。

（根据 1984 年 9 月陈玉峰于长春中医学院开学典礼上发言整理）

参考文献

［1］ 吉林省地方志编撰委员会.吉林省志［M］.长春：吉林人民出版社.1992.

［2］ 吉林省文史研究馆.鸡林采珍［M］.上海：上海书店出版社.1993.

［3］ 张天华.吉林省名老中医传略［M］.长春：长春出版社.1995.

［4］ 高光震，单书健.吉林省名老中医经验选编［M］.长春：吉林科学技术出版社.1985.

［5］ 史宇广，单书健.当代名医临证精华——肝炎肝硬化专辑［M］.北京：中医古籍出版社.1988.

［6］ ［清］吴谦.医宗金鉴［M］.北京：人民卫生出版社.2006.

［7］ 神农本草经［M］.孙星衍，孙冯翼校点.太原：山西科学技术出版社.2010.

［8］ ［清］叶天士.本草经解［M］.北京：学苑出版社.2011.

［9］ ［清］黄元御.长沙药解［M］.北京：中国医药科技出版社.2017.

［10］ ［明］李中梓.雷公炮制药性解［M］.北京：人民军医出版社.2013.

［11］ ［清］黄元御.玉楸药解［M］.北京：中国医药科技出版

社. 2017.

[12] [元] 朱震亨. 丹溪心法[M]. 北京：中国医药科技出版社. 2020.

[13] [明] 孙一奎. 赤水玄珠[M]. 北京：中国医药科技出版社. 2011.

[14] [清] 汪昂. 医方集解[M]. 太原：山西科学技术出版社. 2013.

[15] [清] 叶天士. 临证指南医案[M]. 北京：华夏出版社. 1995.

[16] [明] 徐春甫. 古今医统大全[M]. 崔仲平, 王耀廷主校. 北京：人民卫生出版社. 1991.

[17] [明] 虞抟. 医学正传[M]. 北京：人民卫生出版社. 1965.

[18] 黄帝内经素问[M]. 北京：人民卫生出版社. 1963.

[19] [明] 吴崑. 医方考[M]. 北京：人民卫生出版社. 2007.

[20] [清] 沈金鳌. 杂病源流犀烛[M]. 上海：上海科学技术出版社. 1962.

[21] [汉] 张仲景. 伤寒论[M]. 北京：人民卫生出版社. 2005.

[22] [明] 王肯堂. 证治准绳[M]. 上海：上海卫生出版社. 1957.

[23] [汉] 张仲景. 金匮要略[M]. 北京：人民卫生出版社. 2005.

[24] [明] 李时珍. 本草纲目[M]. 张守康主校. 北京：中国中医药出版社. 1998.

[25] [清] 张璐. 张氏医通[M]. 上海：上海科学技术出版社. 1963.

［26］ ［金］李东垣. 脾胃论［M］. 北京：人民卫生出版社. 2005.

［27］ ［金］李东垣. 内外伤辨惑论［M］. 北京：中国中医药出版社. 2007.

［28］ ［明］朱橚. 普济方［M］. 北京：人民卫生出版社. 1960.

［29］ ［清］郑寿全. 医法圆通［M］. 于永敏，刘小平校注. 北京：中国中医药出版社. 1993.

［30］ ［明］秦景明. 症因脉治［M］. 北京：第二军医大学出版社. 2008.

［31］ ［宋］王怀隐. 太平圣惠方［M］. 北京：人民卫生出版社. 1958.

［32］ ［清］李用粹. 证治汇补［M］. 上海：上海卫生出版社. 1958.

［33］ ［宋］严用和. 重辑严氏济生方［M］. 北京：中国中医药出版社. 2007.

［34］ ［清］吴瑭. 温病条辨［M］. 北京：人民卫生出版社. 2005.

［35］ ［明］吴有性. 温疫论［M］. 海陵，李顺保校注. 北京：学苑出版社. 2003.

［36］ ［清］尤怡. 金匮翼［M］. 许有玲校注. 北京：中国中医药出版社. 2005.

［37］ ［清］郑树珪. 七松岩集［M］. 石家庄：河北人民出版社. 1959.

［38］ 张伯礼，吴勉华. 中医内科学［M］. 北京：中国中医药出版社. 2019.